Elisabeth Breton
Joakim Valéro

Le stress, ça vous parle ?

Elisabeth Breton
Joakim Valéro

Le stress, ça vous parle ?

Comprendre son histoire et ses mécanismes

Éditions Vie

Cover image: www.ingimage.com

Publisher:
Éditions Vie
is a trademark of
Dodo Books Indian Ocean Ltd. and OmniScriptum S.R.L publishing group

120 High Road, East Finchley, London, N2 9ED, United Kingdom
Str. Armeneasca 28/1, office 1, Chisinau MD-2012, Republic of Moldova, Europe
Managing Directors: Ieva Konstantinova, Victoria Ursu
info@omniscriptum.com

Printed at: see last page
ISBN: 978-613-9-59091-9

Le stress, ça vous parle ?

Comprendre son histoire et ses mécanismes

Elisabeth Breton et Dr Joakim Valéro

Remerciements

Pour l'écriture de cet ouvrage, les auteurs se sont inspirés de plusieurs années d'expériences et d'enseignements dans le domaine de la prévention et de la gestion du stress.

Toutes les références qui ont servi à l'élaboration de ce livre sont indiquées à la fin de ce manuel.

Les informations publiées ne prétendent en aucun cas se substituer à un acte médical. Elles ne peuvent nullement remplacer l'avis d'un médecin ou d'une formation spécialisée dans le domaine de la gestion du stress.

Nous adressons nos remerciements à tous ceux qui ont contribué d'une manière ou d'une autre à la réalisation de cet ouvrage.

Elisabeth Breton et Dr Joakim Valéro

Le stress, ça vous parle ?

Comprendre son histoire et ses mécanismes

SOMMAIRE

INTRODUCTION

Définition du stress 7

Un peu d'histoire 8

PREMIERE PARTIE

Différentes théories sur le stress 12

Modèle de Selye et les trois phases du stress 14

Autres concepts 19

DEUXIEME PARTIE

Le cerveau et le système nerveux 62

Le rôle de thalamus et les circuits neuro-hormonaux 75

Les signes du stress 79

TROISIEME PARTIE

Les Techniques de relaxation 89

La théorie de la double évaluation de Lazarus et Folkman 98

Le Potentiel cognitif – outil de gestion du stress 100

CONCLUSION 103

BIOGRAPHIE DES AUTEURS

Elisabeth Breton 104

Joakim Valéro 106

REFERENCES BIBLIOGRAPHIQUES ET INTERNET 107

INTRODUCTION

Le terme de "stress" paraît être unanimement reconnu et depuis de nombreuses années. Cette notion a pénétré la culture d'entreprise, donnant lieu à une littérature abondante. Nous nous proposons de clarifier simplement ce qu'il en est du stress et les moyens possibles ou souhaitables de le "gérer".

L'apparition d'autres facteurs de risque avant l'évolution vers une pathologie, l'inquiétude des médecins du travail, les exigences de la réadaptation quasi-quotidienne de chacun au progrès, nous ont également poussés à approfondir ce thème.

L'homme est pris entre la référence à une certaine image de lui-même et l'obligation d'y renoncer ou d'en changer au gré des évolutions qui sont maintenant systématiquement précédées de l'adjectif " nouveau " : nouvelles technologies, nouvelle économie, entreprise nouvelle, nouveaux moyens de communication, etc.

Car si les techniques sont nouvelles, si le progrès est inouï et sans commune mesure dans son développement lors des cent dernières années par rapport aux siècles précédents, l'homme est-il aussi nouveau ? A-t-il fait lui-même, intérieurement, les "progrès" nécessaires pour être préparé à ce qui semble être maintenant à la limite voire « au-delà » limites. Est-ce un progrès ?

La gestion du stress devient le problème que ce qu'on pourrait appeler la "gestion" de soi-même, de sa vie, de ses désirs, de ses déceptions, de ses projets, etc. Il n'est pas possible de négliger la dimension de la personne et aucun homme ne ressemble à un autre dans ses modes de réaction.

Et ces problèmes sont différents selon leur abord :
Nous envisagerons d'abord l'évolution historique du stress qui nous permettra par les découvertes accumulées de comprendre le cheminement de la recherche pour une assimilation plus simple de ce qu'il est aujourd'hui.

Ensuite, une description « scientifique » approfondie pourra permettre d'en appréhender mieux les effets et les conséquences, les moyens d'y faire face, les dangers possibles.

Un court abord de certaines notions de psychologie sera enfin nécessaire pour essayer de trouver un juste milieu entre deux extrêmes que seraient d'une part l'immobilisme improductif et la sur-stimulation.

Enfin un bref état des lieux des différentes échelles et des méthodes de relaxation non exhaustifs vous permettra d'avoir à disposition un panel de travaux à explorer selon vos compétences et vos aspirations.

Définition du stress

Le mot stress est d'origine anglaise : « distress » et signifie détresse, souffrance. Il définit **une réaction d'adaptation de l'organisme à des agents agresseurs physiques et/ou psychiques, *les stresseurs***. De nombreux événements peuvent être des facteurs de stress. Ce terme est généralement utilisé pour parler de tension, de pression, de surmenage.

Le terme de stress désigne à la fois l'agent responsable, la réaction à cet agent et l'état dans lequel se trouve celui qui réagit. Il y a un stress chaque fois qu'un individu est sollicité par son environnement et doit s'adapter. Cette sollicitation peut être bonne ou mauvaise.

Le stress est un mécanisme physiologique naturel qui se manifeste lorsqu'une personne fait face à une contrainte ou à un déséquilibre. Ces perturbations, pas toujours négatives, nécessitent une adaptation de l'individu.

Chez l'homme, le stress plutôt dire la mise en tension suit des chemins complexes qui prennent leur source dans le cerveau et il mobilise à la fois le système nerveux et le système endocrinien. Réaction automatique et naturelle, cette mise en tension équivaut à un signal d'alarme corporel qui alerte l'individu et le prépare à réagir. Si la solution apportée est satisfaisante, la tension baisse, le stress diminue et l'organisme retrouve son état initial. Dans le cas contraire, le mécanisme peut s'emballer et produire des perturbations importantes, voire dangereuses. À l'opposé de sa fonction initiale, le stress peut alors dysfonctionner en anxiété, angoisse ou pire : au lieu d'être un moyen de s'adapter aux changements ou de répondre à l'adversité, il aggrave les contraintes subies.

Un peu d'histoire

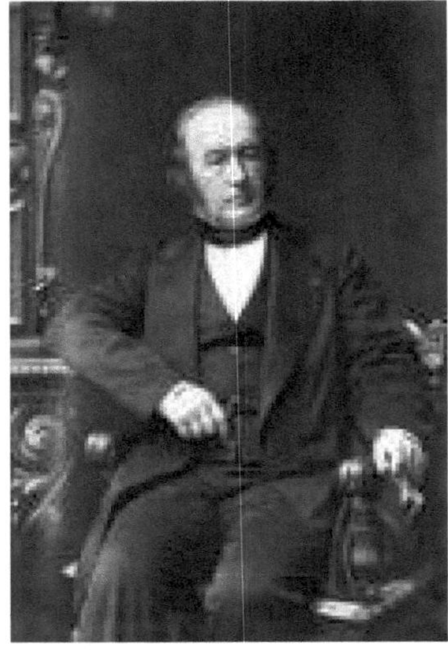

Dès 1868 **Claude Bernard** (1813-1878), précurseur de la médecine expérimentale, affirmait que les réactions des individus, suite à une agression, n'avaient qu'un but : celui de maintenir, de la manière la plus efficace possible, la constance des conditions de vie dans le milieu intérieur du corps humain.

Selon le professeur Claude Bernard la « *principale caractéristique de la matière vivante consiste à maintenir un état d'équilibre dans son milieu* ».

L'homéostasie est une composante qui vise à maintenir la cohérence d'un milieu organisé, dans le but d'utiliser au mieux ses capacités afin de s'adapter puis de se transformer à la recherche d'un état d'équilibre.

Forgé sur les mots grecs hómoios, « similaire », stásis, « stabilité, action de se tenir debout », le mot désigne la capacité d'un milieu à rester stable en dépit des contraintes qui s'exercent sur lui. Cela signifie que **l'organisme ajuste en permanence ses équilibres physiologiques afin de s'adapter aux changements corporels et émotionnels issus des perturbations environnementales**.

Dans le cadre du stress, « **l'homéostasie »** désigne plus spécifiquement l'équilibre physico-chimique du corps qui doit rester constant (glycémie, température, etc.).
Claude Bernard a démontré, qu'une **propriété essentielle** des êtres vivants est leur **faculté de maintenir la stabilité de leur milieu interne** quels que soient leur environnement extérieur et les modifications qui s'y produisent.
Cette stabilité du milieu intérieur est assurée par de nombreux mécanismes d'autorégulation, que le physiologiste américain Walter Cannon a décris et regroupés au XXe siècle sous le terme d'homéostasie (du grec *homoios,* « semblable *», et « stasis »* « position »).

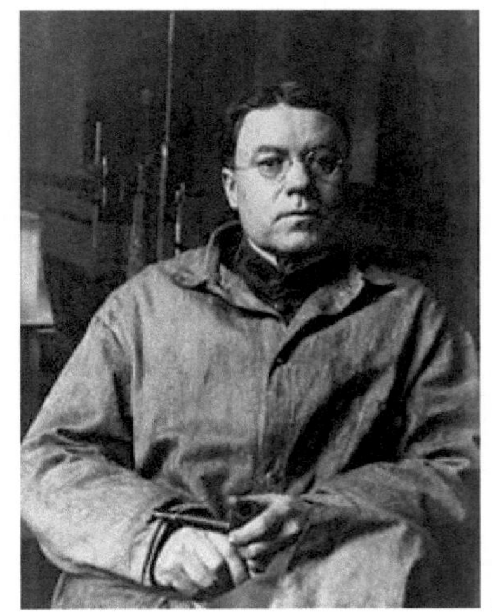

A la fin des années 1920, le physiologiste américain **Walter Bradford Cannon** (1871-1945) a expliqué que « les mécanismes régulant l'homéostasie sont sous l'emprise de contraintes, de "forces" (stress en anglais, stresseur en français) et, de ce fait, répondent par des changements, des "déformations" (strain en anglais) que ces mécanismes devront ramener vers l'état d'équilibre » (Inserm, 2011).
Walter Cannon, vers 1920, définissait le stress comme étant « *l'état dans lequel se met un animal face à une stimulation suscitant chez lui une réponse de fuite ou de lutte ».*

Tout commence dans les années 20 en Amérique…

La **Grande Dépression**, dite aussi « **crise économique des années 1930** », est la période de l'histoire mondiale qui va du Krach de 1929 aux Etats-Unis jusqu'à la Seconde Guerre mondiale.

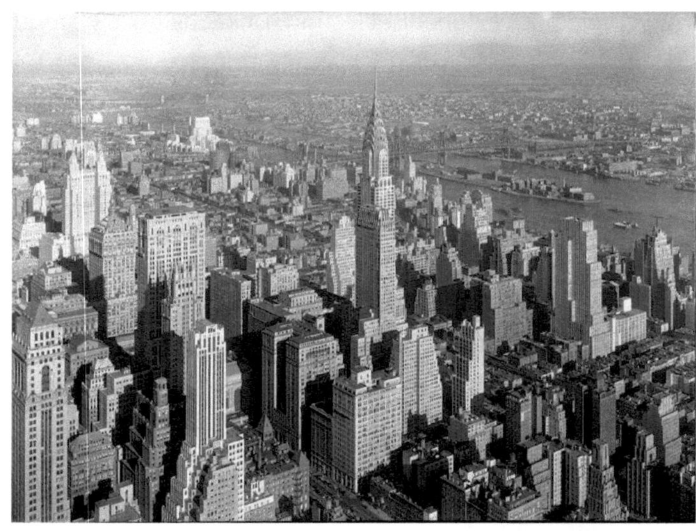

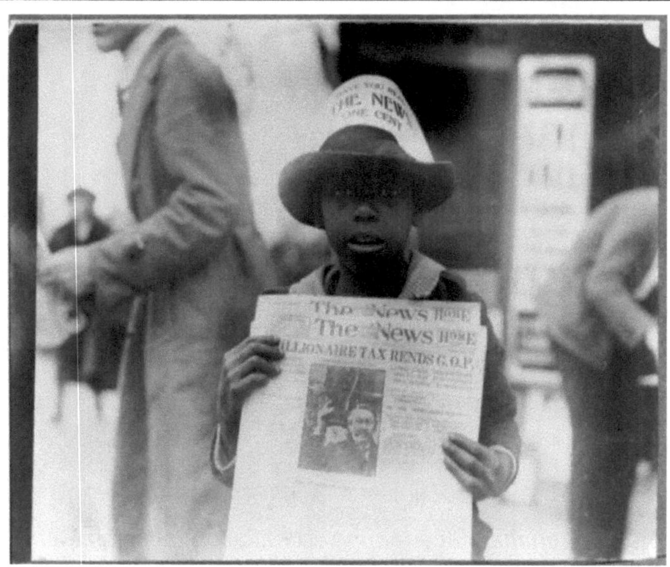

Précédée par la puissante expansion des années 1920, c'est la plus importante dépression économique du xxe siècle, qui s'accompagna d'une importante déflation et d'une explosion du chômage et poussa les autorités à une profonde réforme des marchés financiers.

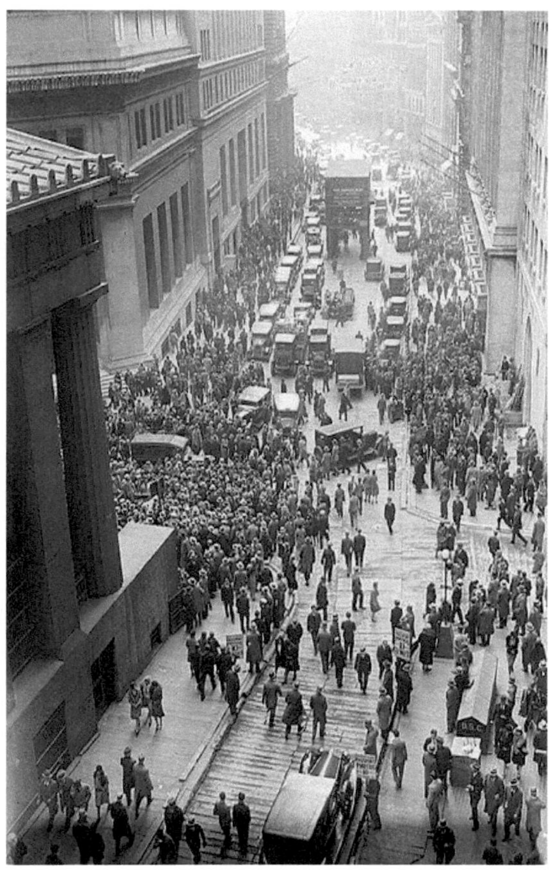

Pour Walter Cannon cette crise a engendré des comportements de violence suscitant un taux élevé de la criminalité, ce qui l'a amené à étudier les réactions des gens en lien avec la survie et les mécanismes de défense en les comparants aux réactions « animales ».

<u>**Différentes théories sur le stress**</u>

La définition et la compréhension du stress a évolué aux travers différentes théories (modèles) :

- Modèle de Selye
- Modèle de Laborit
- Echelle de Rosenberg
- Echelle de Holmes et Rahe
- Double évaluation de Lazarus et Folkman
- Modèle de Latitude de décision de Karasek et Theorell
- Evaluation du stress au travail JOB CONTENT QUESTIONNAIRE (Karasek)
- Modèle effort/récompense de Siegriest
- Etat de performance optimale de Miahly Csikszentmihalyi
- Modèle de Maslasch (burn-out) (stress professionnel)
- Modèle C.I.N.E. de Sonia Lupien
- Définitions selon Dr Thurin
- Définition selon les neurosciences
- Nouveaux concepts sur la santé mentale (depuis la COVID19)

PREMIERE PARTIE

Modèle de Selye

Il fallu attendre les années 1950 pour que ce mot « stress » soit employé dans le langage populaire.

Le stress devient un « phénomène » sociétal et pathologique.

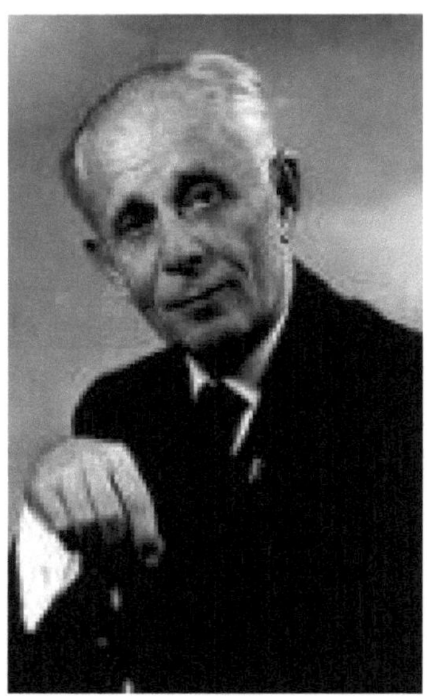

Hans Selye, *« père » du stress moderne dit pathologique*

Grâce aux travaux de Hans Selye, le stress est perçu comme des agressions auxquelles nous sommes soumis, qu'elles soient physiques ou psychiques, déclenchent toutes des réactions identiques d'autodéfense et non spécifiques.

L'état de stress constitue l'ensemble de réactions exprimant la manière dont notre organisme se défend, réagit contre une agression ou un changement, quel qu'ils soient. Ces réactions identiques correspondent à un « travail d'adaptation » de l'organisme face à une situation nouvelle.

Hans Selye, (1907-1982), physicien et endocrinologue d'origine autrichienne et hongroise, développe une théorie de l'impact du stress et conduit des recherches sur **l'aptitude des individus à s'adapter au stress** d'une maladie ou de blessures. Les symptômes similaires qu'il observe reçoivent le nom de **syndrome général d'adaptation (SGA).**
Le syndrome général d'adaptation, tel que décrit par Hans Selye, est une réponse de l'organisme au changement qui se manifeste, sur le plan biologique, par une **stimulation de l'axe hypothalamus-hypophyse-glandes cortico-surrénales** accompagnée de sécrétion de cortisol et de noradrénaline (les hormones du stress).

Pour faire face aux agents de stress, l'organisme a établi des **mécanismes réflexes** qui modifient de façon importante son équilibre bio-physiologique. Tous ces mécanismes qui, à court terme, permettent au corps de réagir adéquatement peuvent, à plus long terme, contribuer à des dérèglements. Lorsqu'un sujet subit une contrainte qui, si elle est importante, peut représenter une menace, une double réaction s'ensuit.

La première, dite d'**alerte**, mobilise l'ensemble de l'organisme et le prépare à l'action au moyen des catécholamines — les hormones appelées noradrénaline et adrénaline.
La seconde est la phase de **résistance**. Elle permet de maîtriser et de consolider la réaction du corps. En schématisant, on dira que le stress est un processus instinctif et mécanique de mise sous tension ou régulation de l'organisme (type on/off) visant à répondre à une menace réelle ou supposée. Si l'individu ne trouve pas de réponse satisfaisante et que les facteurs de stress demeurent, le corps ne parvient plus à contrôler la réaction alarme-résistance et une troisième phase apparaît, celle de l'**épuisement**.

Un stresseur est une perturbation qui place l'individu en situation de devoir réagir et s'adapter. Le corps perçoit l'urgence et répond par une première phase d'alerte, qui met le sujet en état d'éveil. Elle repose sur le système nerveux sympathique qui prévient l'ensemble du corps. Avant même toute analyse réfléchie et consciente de la situation, l'organisme active les fonctions nécessaires à la fuite ou au combat, – notamment les fonctions cardiaques et musculaires qui sont renforcées – et inhibe celles qui sont inutiles, comme la digestion ou la reproduction.

Si le phénomène qui provoque le stress demeure après l'alerte, une deuxième étape débute. L'organisme mobilise d'autres moyens pour consolider ses possibilités de réaction. C'est le rôle des glucocorticoïdes (cortisone et hydrocortisone ou cortisol) qui mettent, par exemple, plus de glucose à disposition des organes, tout en calmant l'emballement physiologique impulsé par l'adrénaline et la noradrénaline. Ce second mécanisme maintient la vigilance, mais restaure l'équilibre, (homéostasie).
La phase de résistance permet donc de contrôler la phase d'alerte afin de protéger l'organisme d'une surchauffe.

La dimension pathologique du stress intervient si la phase de résistance se prolonge trop longtemps. Si les phénomènes stressants maintiennent leur pression sans que l'individu ne trouve de solution, l'organisme peine à maintenir son rythme et se fatigue. La production de cortisol ne parvient pas à ramener l'équilibre et cause des dommages à certains organes, comme le cœur. Cette situation décrit le stress chronique, qui peut avoir des conséquences graves sur l'état physique et psychologique d'une personne (augmentation du risque d'infarctus, dépression, etc.), troisième phase du stress.

Selye a défini, dans les années 1950, que le stress est l'ensemble des réactions de l'organisme face à l'agression d'agents extérieurs, ce sont des **mécanismes d'adaptation aux changements**.
Il décrit le stress comme l'ensemble des mécanismes physiologiques et psychologiques enclenchés par un sujet pour s'adapter à une situation nouvelle. Lorsque l'organisme doit faire face à un stimulus (stresseur), il produit deux réactions, l'une spécifique, destinée à lutter contre l'agression subie, l'autre non spécifique, visant à rétablir l'état d'équilibre (homéostasie) menacé par la première réaction. Par exemple, en cas de froid, l'organisme augmente sa chaleur corporelle. Cette réponse spécifique perturbant l'équilibre interne, une seconde réaction, dite non spécifique, s'enclenche alors pour rétablir l'homéostasie. Si la demande faite à l'organisme est trop coûteuse, l'adaptation échoue, le sujet s'épuise dans le processus et des troubles physiques surviennent.

Hans Selye a montré l'existence de trois phases d'adaptation :

1. **La phase d'alarme :** C'est la réponse au stress par le combat ou par la fuite. Elle se manifeste par une baisse de la température du corps et une augmentation du tonus musculaire, une accélération des battements cardiaques, une augmentation du flux sanguin, une dilatation des artères musculaires. Elle est accompagnée par la fameuse décharge d'adrénaline dont l'action, immédiate, permet la mobilisation de l'énergie.

2. **La phase de résistance :** Lorsque le stress est répété, l'organisme entre en phase de résistance. Des phénomènes inverses à la phase d'alarme se déroulent, soit une augmentation du volume de la sécrétion cortico-surrénale et une augmentation de l'activité. C'est la

phase « d'adaptation ». La durée de cette phase dépend des ressources de l'individu, de ses capacités à diminuer l'intensité de son stress ou à s'adapter. La phase de résistance met en œuvre des mécanismes neuro-hormonaux plus lents mais plus durables.

3. **La phase d'épuisement** : En cas d'agression durable ou de stress chronique, l'organisme entre en phase d'épuisement. Ce stade est caractérisé par un excès de sécrétion hormonale et un épuisement psychique et somatique. Le système nerveux n'arrive plus à réguler les mécanismes physiologiques et le corps ne peut plus reconstituer ses ressources. Arrivé à cette phase, l'individu vit un stress pathogène qui va influer fortement sur son état de santé.

Depuis Selye, la non-spécificité du syndrome général d'adaptation a été remise en cause. Elle implique en effet que tous les individus devraient réagir de la même façon aux facteurs de stress, et cela indépendamment de l'environnement.
Le syndrome général d'adaptation décrit un phénomène dans lequel les pathologies liées au stress ne viennent pas d'une cause extérieure au corps (comme un virus ou une bactérie), mais de la **réaction** du corps lui-même face à une agression de son environnement.

Et les **réponses réflexes du cerveau (reptilien)** face au stress sont :
- La fuite ou
- La lutte (le combat)

Certes qu'en face d'une « menace » nous ne réagirons pas tous de la même façon. En fonction de nos mécanismes de défenses et de résistances, et face à la peur de survie, certains fuirons, et d'autres lutterons.

Modèle de Laborit

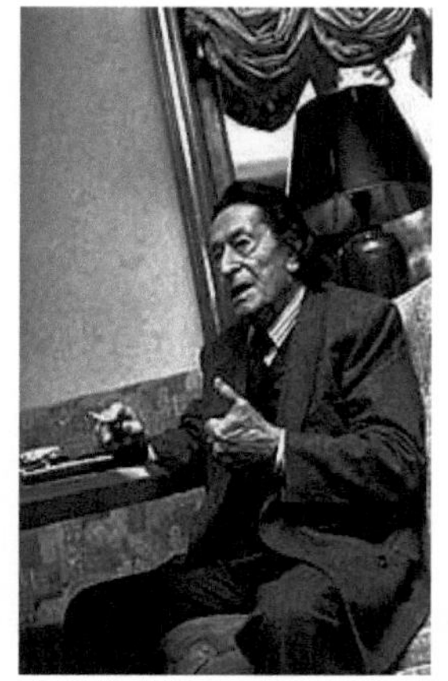

L'idée d'un épuisement dû au stress a été reprise par le chirurgien et neurobiologiste français Henri Laborit (1914-1995). Il introduisit l'utilisation des neuroleptiques en 1951.

Le modèle de Laborit définit le stress comme réaction assurant la survie de l'organisme face à un danger. Elle se produit lorsque l'individu, face à une situation stressante, **ne peut ni lutter ni fuir**, subissant ainsi une « ***inhibition de l'action*** » aux conséquences potentiellement pathogènes.

- Réaction assurant la survie de l'organisme face à un danger
- L'individu ne peut ni fuir, ni lutter
- Inhibition de l'action
- Conséquences pathogènes.

Il a développé en particulier la **théorie de l'inhibition de l'action** selon laquelle un sujet exposé à un stress répété auquel il ne peut répondre par la fuite ou la lutte développe des troubles psychiques et somatiques.

Pour lui, c'est l'inhibition de l'action qui provoque l'épuisement de l'organisme. Les explications neurobiologiques du stress mettent ainsi l'accent sur une notion clé : le pouvoir d'agir.

Et après les mécanismes réflexes de survie :

***Lutte, fuite ou inhibition*...quelle est la suite des événements ?**

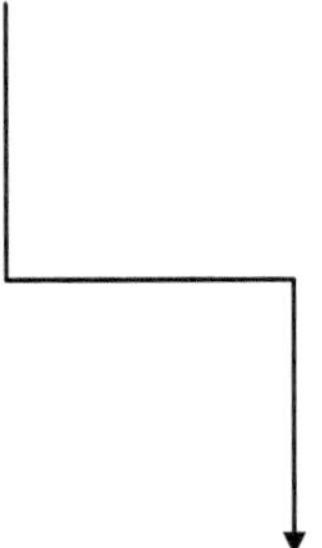

Les approches « psy » dans les années 60….!

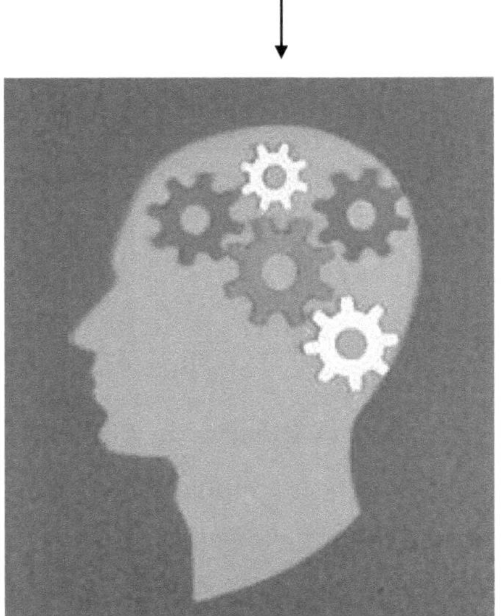

Echelle de Holmes et Rahe (1967)

En 1967, les psychiatres Thomas Holmes et Richard Rahe ont examiné les dossiers médicaux de plus de 5.000 patients en médecine afin de déterminer si des évènements stressants peuvent causer des maladies. Les patients ont été invités à compiler une liste de 43 événements de la vie auxquels avait été donné un poids. Une corrélation positive a été trouvée entre les événements de leur vie et leurs maladies. Des validations ultérieures ont confirmé le lien entre le stress et la maladie.

Dans l'échelle de Holmes et Rahe, 43 situations sont associées à une valeur. De 100 pour la plus complexe à surmonter (le décès d'un conjoint), à 11, la plus simple, une infraction à la loi. Cette échelle établit un lien entre l'environnement psycho-social et certaines maladies. Elle avait initialement pour objectif de prédire les risques sanitaires à partir de l'histoire des individus. Elle a le mérite de bien montrer la très grande diversité des **facteurs de stress**, événements négatifs mais aussi positifs présents tout au long de la vie.

Pour **mesurer le stress**, on peut calculer son score en faisant la somme des points associés aux événements vécus durant les douze derniers mois. Même si on doit garder ses distances avec les résultats du test, s'il est supérieur à 300, Holmes et Rahe pronostiquent un risque élevé de maladie…

L'échelle de Holmes et Rahe propose de hiérarchiser les stress événementiels en fonction de leur intensité. Elle permet également de relativiser les stress les uns par rapport aux autres au moyen d'indices, l'indice 100 correspondant au stress le plus important qui serait la mort du conjoint.

Pour mesurer le stress en fonction de l'Échelle de stress Holmes et Rahe, additionnez la valeur de stress qui s'appliquent aux événements que vous avez vécu ces douze derniers mois. Le score final donne une estimation approximative de comment le stress affecte la santé.

Changement de vie	**Valeur du changement**	**Votre score**
Mort du conjoint/enfant	100	
Divorce	73	
Grossesse	68	
Séparation maritale	65	
Emprisonnement	63	
Mort d'un membre de la famille	63	
Séparation	60	
Fiançailles	55	
Blessures ou maladie personnelle	53	
Mariage	50	
Entrée au collège ou à l'université	50	
Changement du statut d'indépendance ou de responsabilité	50	
Conflit ou changement dans les valeurs	50	
Utilisation de la drogue	49	
Congédiement	47	
Changement dans la consommation d'alcool	47	
Réconciliation	45	
Problèmes avec l'administration scolaire	45	
Changement dans l'état de santé d'un membre de la famille	44	
Travailler tout en étant aux études	42	
Changer d'orientation scolaire	40	
Difficultés scolaires	39	
Changement dans les relations sentimentales	39	
Avoir un nouveau membre dans la famille	39	

Changement dans les finances personnelles	38	
Changement dans la participation aux cours	38	
Mort d'un ami	37	
Changement dans le type de travail	36	
Changement dans le nombre d'arguments dans le couple	35	
Problèmes avec la "belle-famille"	29	
Réussite personnelle supérieure	28	
Commencer ou interrompre les études	26	
Changement dans les conditions de vie	25	
Révision des habitudes personnelles	24	
Problèmes avec le patron	23	
Changement dans les conditions ou les heures de travail	20	
Changement de résidence	20	
Changement d'institution scolaire	20	
Changement dans les loisirs	19	
Changement dans les activités religieuses	19	
Changement dans les activités sociales	18	
Situation d'endettement	17	
Changement dans les habitudes de sommeil	16	
Changement dans les réunions familiales	15	
Changement dans les habitudes alimentaires	15	
Vacances	13	
Noël et la période des fêtes	12	
Violations mineures de la loi	11	
Total		

En additionnant les unités de changements de vie (UCV) de l'année précédente vous pouvez prédire la probabilité de stress reliée à une maladie ou à un accident.

- **Total UCV moins de 150** : 35% de risque de maladie ou d'accident dans les 2 ans à venir.
- **Total UCV entre 150-300** : 51%.
- **Total UCV plus de 300** : 80% de risque de maladie ou d'accident. Haut risque de maladie.

Adapté du "Social Readjustment Rating Scale" par Thomas Holmes et Richard Rahe. Cette échelle fut publiée en premier lieu dans le Journal of Psychosomatic Research. *1967, vol. II p. 214.*

- *Si votre score se chiffre à 200 points ou plus, et si vous ne vous sentez pas vraiment bien, vous devriez peut-être subir un examen médical.*
- *Si votre score se chiffre à 200 points ou plus, et que vous vous sentez bien, vous acceptez très bien les changements.*

La pyramide des besoins selon Maslow

La **pyramide des besoins** est une représentation pyramidale de la *hiérarchie des besoins*, une théorie de la motivation élaborée à partir des observations réalisées dans les années 1940 par le psychologue Abraham Maslow (1908-1970).
Maslow expose pour la première fois sa théorie, *A Theory of Human Motivation*, en 1943. Selon Maslow, les motivations d'une personne résultent de l'insatisfaction de certains de ses besoins.
C'est en 1970, dans la deuxième édition de son ouvrage *Motivation and Personality*, qu'apparaît l'exposé le plus complet de sa théorie de la motivation : **la hiérarchie des besoins.** Recherchant ce qui se cache derrière ces motivations, il met au jour cinq (groupes de) besoins fondamentaux.

Les travaux de Maslow permettent de classer les besoins humains par ordre d'importance **en 5 niveaux :**

- les besoins physiologiques,
- les besoins de sécurité,
- les besoins d'appartenance et d'amour,
- les besoins d'estime et
- le besoin d'accomplissement de soi.

Ce classement correspond à l'ordre dans lequel ils apparaissent à l'individu ; la satisfaction des besoins d'un niveau engendrant les besoins du niveau suivant.
L'idée est qu'on ne peut agir sur les motivations "supérieures" d'une personne qu'à la condition expresse que ses motivations primaires (besoins physiologiques et de sécurité) soient satisfaites.

1. **Les besoins physiologiques**

Les besoins physiologiques sont des besoins directement liés à la survie de l'individu ou de l'espèce. Ce sont typiquement des besoins concrets (manger, boire, se vêtir, se reproduire, dormir...).

A priori ces besoins sont satisfaits pour la majorité d'entre nous, toutefois nous ne portons pas sur ces besoins la même appréciation. Cette différence d'appréciation peut engendrer une situation qui sera jugée non satisfaisante pour la personne et à son tour le besoin à satisfaire fera naître une motivation pour la personne.

2. **Les besoins de sécurité**

Les besoins de sécurité proviennent de l'aspiration de chacun d'entre nous à être protégé physiquement et moralement. Ce sont des besoins complexes dans la mesure où ils recouvrent une part objective - notre sécurité et celle de notre famille - et une part subjective liée à nos craintes, nos peurs et nos anticipations qu'elles soient rationnelles ou non.

- sécurité d'un abri (logement, maison)
- sécurité des revenus et des ressources
- sécurité physique contre la violence, délinquance, agressions ...
- sécurité morale et psychologique
- sécurité et stabilité familiale ou, du moins, affective
- sécurité médicale/sociale et de santé

3. **Les besoins d'appartenance**

Les besoins d'appartenance correspondant aux besoins d'amour et de relation des personnes :

- besoin d'aimer et d'être aimé (affection)
- avoir des relations intimes avec un conjoint (former un couple)
- avoir des amis

- faire partie intégrante d'un groupe cohésif
- se sentir accepté
- ne pas se sentir seul ou rejeté

Ce sont les besoins d'appartenance à un groupe qu'il soit social, relationnel ou statutaire. Le premier groupe d'appartenance d'une personne est la famille.

Les besoins sociaux sont les besoins d'intégration à un groupe. Chaque personne peut appartenir à plusieurs groupes identifiés.

4. Les besoins d'estime

Les besoins d'estime correspondent aux besoins de considération, de réputation et de reconnaissance, de gloire ... de ce qu'on est par les autres ou par un groupe d'appartenance. La mesure de l'estime peut aussi être liée aux gratifications accordées à la personne.

C'est aussi le besoin de respect de soi-même et de confiance en soi.

5. Les besoins d'auto-accomplissement

Le besoin d'auto-accomplissement correspond au besoin de se réaliser, d'exploiter et de mettre en valeur son potentiel personnel dans tous les domaines de la vie.

Ce besoin peut prendre des formes différentes selon les individus.

Pour certains ce sera le besoin d'étudier, d'en apprendre toujours plus, de développer ses compétences et ses connaissances personnelles ; pour d'autres ce sera le besoin de créer, d'inventer, de faire ; pour d'autres ce sera la création d'une vie intérieure...

C'est aussi le sentiment qu'à une personne de faire quelque chose de sa vie.

Un modèle à relativiser :

La pyramide de Maslow est l'une des théories de motivation les plus enseignées, notamment en management. Cependant, la classification des besoins de manière hiérarchique, qui impose de satisfaire un besoin avant d'atteindre le suivant n'est aujourd'hui plus considérée comme valable, un individu pouvant, suivant son caractère, être plus sensible à un besoin particulier, indépendamment de la satisfaction ou non des besoins inférieurs (cf styles sociaux).

Après les courants « psy »…

Période des années 70, 80…

Le stress n’est plus abordé en tant qu’un « phénomène sociétal » !

Et Pourquoi ?

Plus de stress, sur les pistes de danse …

c'est les années D I S C O !

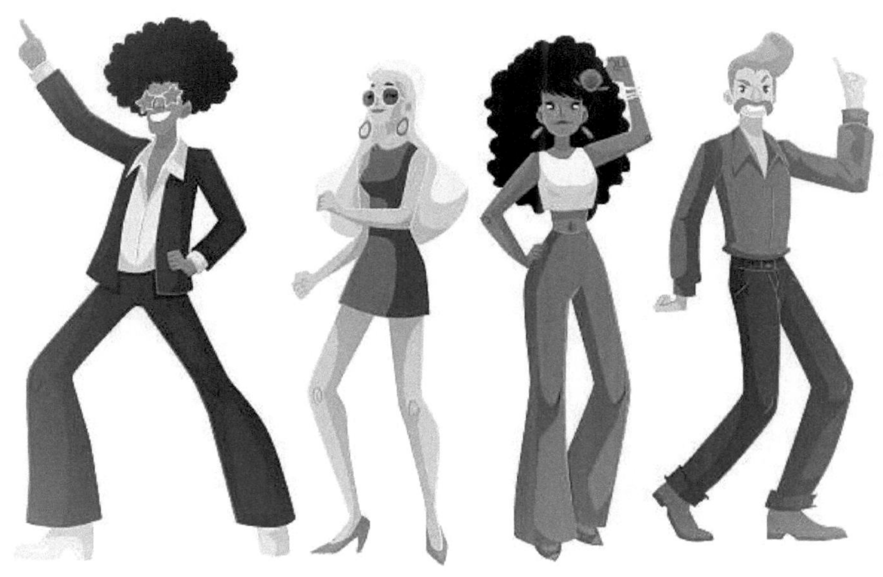

C'est la « disco-thérapie » ☺

Période d'insouciance rythmée par la « *fièvre du samedi soir* » !

Mais bientôt .....la fin de la belle époque !

Apparitions du virus du **SIDA** !

La libération des mœurs des années 60-70, dans les pays occidentaux, a certainement permis sa propagation, tout comme la “mobilité” accrue des populations par les voyages et la multiplication des contacts humains intercommunautaires.

Ce virus, d’une très grande variabilité génétique, est connu sous deux types : le VIH-1, identifié en 1983 et le VIH-2, identifié en 1986.

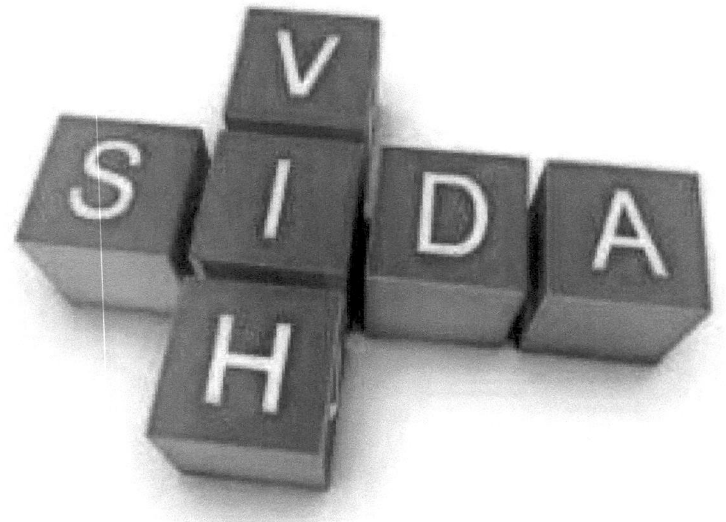

Fin 1981, un premier cas est signalé en France. Depuis 1982, le sida a causé près de 40 000 décès en France. Après une augmentation des cas diagnostiqués jusqu’en 1994, une diminution s’est amorcée en 1995, fortement accentuée en 1996 avec l’arrivée des multithérapies. Depuis 1998, le nombre de nouveaux cas s’est stabilisé. Par ailleurs, une recrudescence des maladies sexuellement transmissibles est observée depuis peu, aussi s’interroge-t-on sur le possible lien entre reprise des comportements à risque et succès des multithérapies.

Quelques chiffres :

- **36 millions** : c'est le nombre estimé de morts causés par le Sida dans le monde depuis l'identification du virus.
- **37 millions** : c'est le nombre de personnes vivant avec le VIH actuellement. La pandémie aurait entraîné près de 75 millions d'infections au total à ce jour, la plus grande partie en Afrique subsaharienne.
- **18,2 millions :** c'est le nombre de personnes dans le monde porteuses du VIH et sous traitement (en juin 2016).
- **2,6 millions** : le nombre d'enfants de moins de 15 ans séropositifs dans le monde. Et seul un sur trois est sous traitement.
- **3 millions** : c'est le nombre de nouvelles infections par le VIH dans le monde chaque année. Entre 1997 et 2010, le taux annuel de nouvelles infections a chuté de 21 %. En France, environ 6 000 personnes ont découvert leur séropositivité en 2015, 43 % de ces nouveaux cas concernaient des hommes ayant des rapports sexuels avec d'autres hommes.
- **21 millions :** c'est le nombre de décès qui pourraient être évités d'ici 2030 si toute personne infectée par le VIH était placée immédiatement sous antirétroviraux, estime l'Organisation mondiale de la santé (ainsi que 28 millions de nouvelles infections d'ici 2030).

Sources :

- Le VIH / Sida en chiffres, site internet de l'association Aides

- Infection par le VIH/SIDA et les IST. Point épidémiologique du 23 novembre 2015, InVs

Comme le montrent les travaux actuels sur le COVID 19, sur la maladie grave, celle-ci constitue un événement majeur affecte non seulement l'organisme mais aussi la **perception de l'identité**, et conduit les individus à devenir étrangers ou invisibles, rendant difficile l'expression du témoignage de l'expérience de leur maladie.
Ces caractéristiques sont pleinement illustrées chez les personnes vivant avec le VIH/sida, jusqu'à disparaître souvent des espaces de dépistage, de diagnostic et de soins mis à leurs disposition.
Sur le plan socioculturel, l'irruption du VIH.Sida en tant que manifestation de l'imprévu et de l'inattendu dans le tissu social n'est pas sans répercussions sur les représentations sociales de la maladie et sur les conduites face aux personnes vivant avec elle. La maladie a par exemple été associée au style de vie homosexuel, d'où l'étiquette de « peste gaie » qui lui a été accolée aux débuts de l'épidémie.
Même si les mouvements de lutte contre le VIH/sida ont pu donner une image de forte solidarité et de cohésion, l'expérience du VIH/sida comme paradigme de la maladie sécularisée peut renvoyer les personnes vivant avec le VIH/sida à leur solitude, sans chemin tracé d'avance avec l'obligation d'apprendre par elles-mêmes le métier de malade exposées au regard des autres, condamnées à vivre parmi les personnes non atteintes et devenant pour les autres une énigme, voire une menace (Langlois, 2006).
C'est pourquoi nombre de personnes vivant avec le VIH/sida choisissent de taire leur maladie afin d'éviter les discriminations, se retrouvant en conséquence dans une situation d'exclusion et d'invisibilité.
Sources :
Lebouché, B. et Lévy, J. (2011). Récits de souffrance et VIH/sida : réflexions sur quelques enjeux anthropologiques et éthiques du témoignage. Alterstice, 1(2), 97-108.

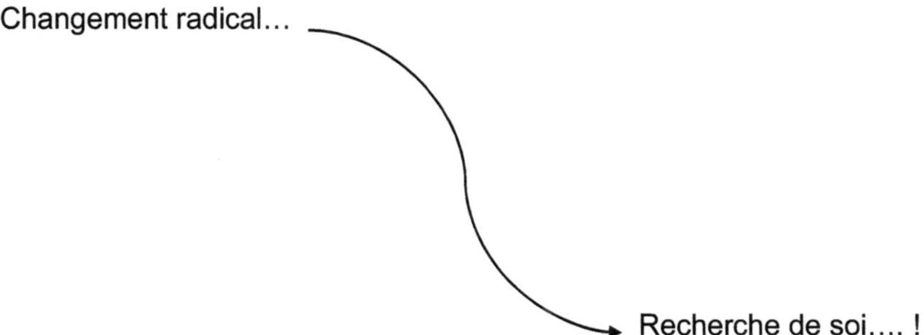

Nouvelle tendance visant la restauration de l'estime de soi.

Echelle d'estime de soi de Morris Rosenberg

Morris ROSENBERG (Psychologue social, Etats-Unis, 1922-1992) a contribué de façon importante à la compréhension et au développement du concept de **l'estime de soi, notamment par sa dimension sociale**.
Selon Rosenberg, "Self-concept and psychological well-being in adolescence" (1985), **l'estime de soi élevée est un indicateur d'acceptation, de tolérance et de satisfaction personnelle à l'égard de soi, tout en excluant les sentiments de supériorité et de perfection**. L'estime de soi élevée implique ainsi le respect de soi-même.

Rosenberg différencie deux niveaux de respect, le niveau inconditionnel et conditionnel. **Le respect inconditionnel** suppose que l'individu se respecte en tant qu'être humain, indépendamment de ses qualités ou de son accomplissement, alors que le **respect conditionnel** comporte une congruence entre les standards personnels de compétence, de moralité, d'excellence et les sentiments d'accomplissement à l'égard de ces standards. L'absence du respect conditionnel différencie la personne ayant une estime de soi élevée de celle possédant une faible estime de soi.

Rosenberg a notamment créé un instrument de mesure, **"Rosenberg's Self-Esteem Scale**", qui permet de capter la perception globale des sujets quant à leur propre valeur. Cette échelle de 10 items a suscité l'intérêt de nombreux chercheurs et a fait l'objet d'une validation française.
L'échelle d'estime de soi de Rosenberg est une des plus connues et des plus utilisées dans le domaine de l'évaluation de l'estime de soi. Cette échelle représente une validation transculturelle du Rosenberg Self-Esteem Scale publié en 1965. Elle représente une évaluation de l'estime de soi

globale que la personne peut avoir d'elle-même. L'échelle comprend 10 énoncés mesurés sur une échelle de 1 à 4.

Rosenberg voit l'estime de soi comme un indicateur d'acceptation, de tolérance et de satisfaction personnelle à l'égard de soi. En répondant à ce test, vous pourrez ainsi obtenir une évaluation de votre estime de soi.

PERCEPTION PERSONNELLE

Pour chacune des caractéristiques ou descriptions suivantes, indiquez à quel point chacune est vraie pour vous en encerclant le chiffre approprié.

1 = Tout à fait en désaccord

2 = Plutôt en désaccord

3 = Plutôt en accord

4 = Tout à fait en accord

Je pense que je suis une personne de valeur, au moins égale à n'importe qui d'autre.

1-2-3-4

Je pense que je possède un certain nombre de belles qualités.

1-2-3-4

Tout bien considéré, je suis porté à me considérer comme un raté.

1-2-3-4

Je suis capable de faire les choses aussi bien que la majorité des gens.

1-2-3-4

Je sens peu de raisons d'être fier de moi.

1-2-3-4

J'ai une attitude positive vis-à-vis moi-même.

1-2-3-4

Dans l'ensemble, je suis satisfait de moi.

1-2-3-4

J'aimerais avoir plus de respect pour moi-même.

1-2-3-4

Parfois je me sens vraiment inutile.

1-2-3-4

Il m'arrive de penser que je suis un bon à rien.

1-2-3-4

Comment évaluer votre estime de soi ?

Pour ce faire, il vous suffit d'additionner vos scores aux questions : 1, 2, 4, 6 et 7.

Pour les questions 3 ,5 ,8 ,9 et 10, la cotation est inversée, c'est-à-dire qu'il faut compter 4 si vous entourez le chiffre 1, 3 si vous entourez le 2, 2 si vous entourez le 3 et 1 si vous entourez le 4.

Faites le total de vos points. Vous obtenez alors un score entre 10 et 40.

L'interprétation des résultats est identique pour un homme ou une femme.

- Si vous obtenez un score inférieur à 25, votre estime de soi est très faible. Un travail dans ce domaine semble souhaitable.
- Si vous obtenez un score entre 25 et 31, votre estime de soi est faible. Un travail dans ce domaine serait bénéfique.
- Si vous obtenez un score entre 31 et 34, votre estime de soi est dans la moyenne.

- Si vous obtenez un score compris entre 34 et 39, votre estime de soi est forte.
- Si vous obtenez un score supérieur à 39, votre estime de soi est très forte et vous avez tendance à être fortement affirmé.

La crise identitaire a suscité la recherche du soutien social…

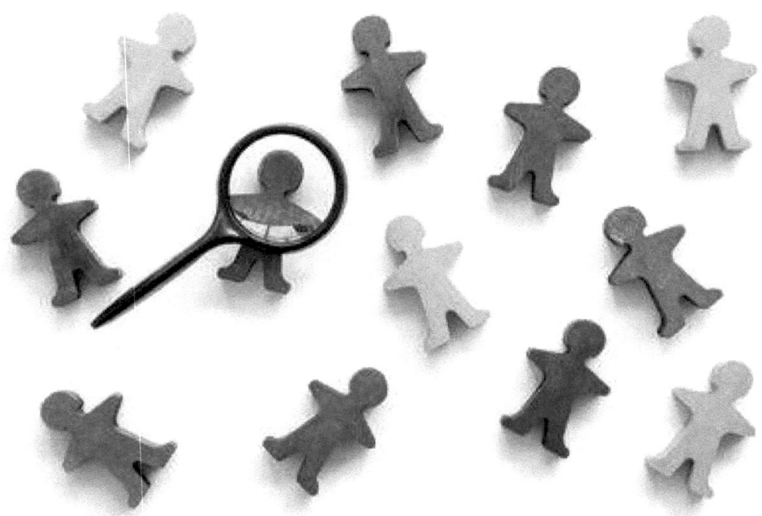

Modèle de latitude de décision, de Karasek (1979) et Theorell (1990)

Le modèle de Karasek est utilisé dans l'étude des contraintes mentales au travail et de leurs effets sur la santé (il a été utilisé principalement dans l'étude des risques cardio-vasculaires). Ils introduisent un facteur supplémentaire, **le soutien social**, qui confirme l'incidence de variables psychosociales dans l'évaluation de l'intensité de stress perçu.

Le modèle de Karasek permet de faire un lien entre le vécu du travail et les risques que ce travail fait courir à la santé. Il s'appuie sur un questionnaire qui permet d'évaluer pour chaque salarié l'intensité de la demande psychologique à laquelle il est soumis, la latitude décisionnelle dont il dispose, et le soutien social qu'il reçoit sur son lieu de travail.

La demande psychologique est évaluée par la quantité de travail, son intensité et son caractère plus ou moins morcelé tels qu'ils sont ressentis par les salariés. La latitude décisionnelle renvoie aux marges de manœuvre dont le salarié estime disposer pour peser sur les décisions dans son travail, aux possibilités d'utiliser et aussi de développer ses compétences. Le soutien social décrit l'aide dont peut bénéficier le salarié, de la part de ses supérieurs hiérarchiques ou de ses collègues.

Le **modèle de Karasek** est un questionnaire de mesure du stress au travail (JOB CONTENT QUESTIONNAIRE). Il a été conçu par le sociologue et psychologue américain Robert Karasek en 1979. Il évalue l'intensité de la demande psychologique à laquelle est soumis un salarié, la latitude décisionnelle qui lui est accordée et le soutien social qu'il reçoit.

<u>Modèle effort/récompense de Siegrist (1996)</u>

Selon le modèle effort/récompense de Siegrist, l'état de stress survient lorsqu'il y a déséquilibre entre les efforts qu'une personne consent à fournir dans son travail et les récompenses qu'elle en reçoit en retour.

Dans ce modèle, <u>deux types d'efforts</u> sont considérés :
Les efforts extrinsèques correspondent aux exigences psychologiques développées dans le modèle de Karasek (contraintes de temps, interruptions, responsabilités, heures supplémentaires, charge physique, augmentation de la demande).
Les efforts intrinsèques représentent des facettes de la personnalité (besoin d'approbation, compétitivité et hostilité latente, impatience et irritabilité disproportionnées, incapacité à s'éloigner du travail).

<u>Les récompenses peuvent être de trois sortes</u> :
Les gains monétaires (salaires, primes, etc.),
L'estime reçue de la part des collègues et des supérieurs
Le degré de contrôle sur son statut professionnel (perspectives de promotion, sécurité de l'emploi, ...).
Modèle du Déséquilibre Efforts/Récompenses (modèle de Siegrist)
Ce modèle, plus récent, permet de plus une mesure des profils de personnalité (qui n'existait pas dans le modèle de Karasek). Il est basé sur le déséquilibre entre les efforts réalisés et les récompenses attendues.
Le travail nécessite des efforts et une mobilisation d'énergie, ces efforts se situent dans un processus d'échange et des récompenses sont attendues en retour. Lorsque cette attente n'est pas satisfaite, il se produit un déséquilibre, préjudiciable à la santé (en particulier maladies cardio-vasculaires).

Et la suite….

Le stress nous amène où ?

↓

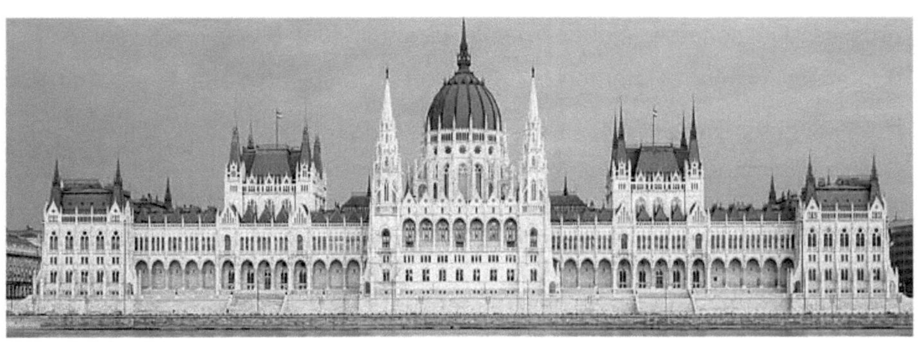

Quelque part en Hongrie…

Etat de performance optimale de Mihaly Csikszentmihalyi

Mihály Csíkszentmihályi (1934-2021) est un psychologue hongrois, tenant d'une conception humaniste de la créativité et de la définition de la créativité correspondante.

Le flow, littéralement le *flux* en anglais, est l'état mental atteint par une personne lorsqu'elle est complètement immergée dans ce qu'elle fait, dans un état maximal de concentration.

Cette personne éprouve alors un sentiment d'engagement total et de réussite. Ce concept, élaboré par le psychologue, a été repris dans des domaines variés et nombreux, du sport à la spiritualité en passant par l'éducation et la séduction. Dans les versions françaises des textes de Csikszentmihalyi, on trouve indifféremment les termes de « flux », d'« expérience-flux », d'« expérience optimale » ou de « néguentropie psychique » (version française de "Mieux vivre", traduite par Claude-Christine Farny, en 2005). *Vivre-la psychologie du bonheur* de Mihaly Csikszentmihalyi s'inscrit dans le mouvement de la «**psychologie positive**». Pour Csikszentmihalyi, le bonheur se définit par l'«expérience optimale».

***

Selon l'Agence Européenne pour la sécurité et la santé du travail :
« Le stress est ressenti lorsqu'un déséquilibre est perçu entre ce qui est exigé de la personne et les ressources dont elle dispose pour répondre à ces exigences. ».

Mais solliciter en permanence les efforts sans les récompenser

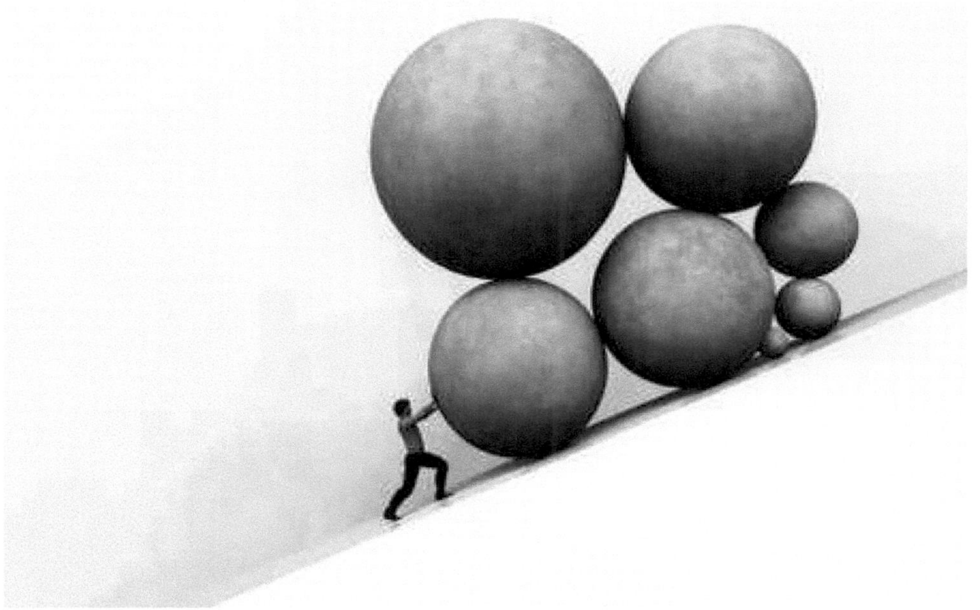

Un moment donné …entraine

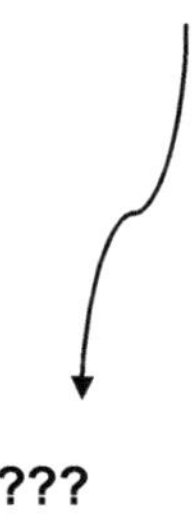

???

BURNOUT

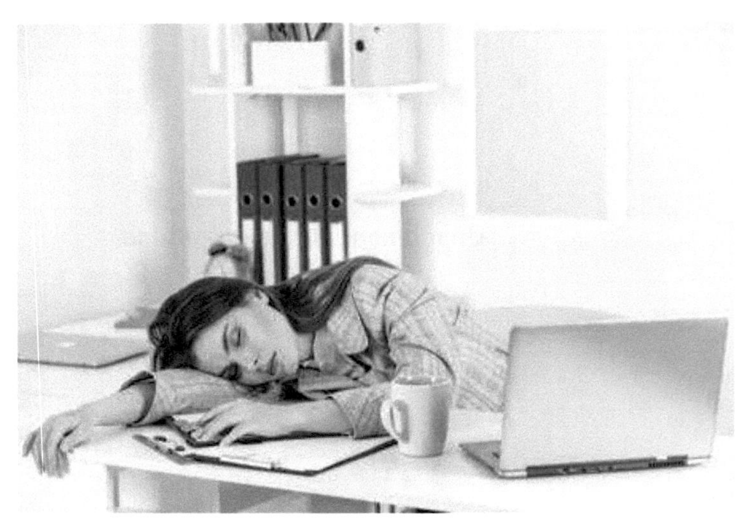

Modèle de Maslasch (Burn-out)

Syndrome d'épuisement professionnel

Christina Maslach (née en 1946), professeur de psychologie à l'Université de Californie à Berkeley, décrit le burn-out initialement dans les années 1970 comme « *un épuisement mental et physique des personnes dont le travail nécessite un contact permanent avec autrui* ».

Elle est auteur du **Maslach Burnout Inventory (MBI)**, la mesure de recherche la plus utilisée dans le domaine de l'épuisement professionnel.

Le modèle développé au début des années 1980 par Christina Maslach (Maslach et Jackson, 1981), le Maslach Burnout Inventory (MBI), **inclut trois dimensions** : la première et la plus centrale est l'épuisement émotionnel, psychique mais aussi physique.

- **l'épuisement professionnel et émotionnel**
- **la dépersonnalisation**
- **l'accomplissement personnel**

Le Burn-Out est **un processus pathologique** lié au stress au travail. Trois symptômes cardinaux définissent l'état de Burn-Out : l'épuisement émotionnel, le cynisme et la perte d'ambition.

En 1993, le Bureau International du Travail (BIT) estimait que le stress était devenu l'un des plus graves problèmes de santé de notre temps. Le burn-out, dans sa version "fatigue professionnelle", se caractérise par un état de "mal être" profond avec des incidences psychologiques le plus souvent importantes mais aussi des incidences physiques multiples et variées, expliquant la symptomatologie très polymorphe et très diversifiée que présentent les sujets impactés par le burn-out. Le stress en est toujours à l'origine. Le burn-out trouve ses racines en réponse à une quantité de facteurs stressants s'inscrivant dans la durée. Le burn-out serait une conséquence de réactions de stress quotidiens ayant usé l'individu.

LE DEGRE D'EXPOSITION AU BURNOUT (échelle BMS-10)

Echelle BMS-10 - version Docteur Alain JACQUET*

En pensant à votre travail, globalement			
Pour toutes les questions, attribuer une note de 1 à 7 selon le barème ci contre	**1 = Jamais**	**5 = Souvent**	
	2 = Presque jamais	**6 = Très souvent**	
	3 = Rarement	**7 = Toujours**	
	4 = Parfois		
1	**Vous êtes-vous senti(e) fatigué(e) ?**		
2	**Vous êtes-vous senti(e) déçu(e) par certaines personnes ?**		
3	**Vous-êtes vous senti(e) désespéré(e) ?**		
4	**Vous êtes-vous senti(e) sous pression ?**		
5	**Vous-êtes vous senti(e) physiquement faible ou malade ?**		
6	**Vous êtes-vous senti(e) "sans valeur" ou en échec**		
7	**Avez-vous ressenti(e) des difficultés au sommeil ?**		
8	**Vous êtes-vous senti(e) délaissé(e)**		
9	**Vous êtes-vous senti(e) déprimé(e) ?**		
10	**Pouvez-vous dire "j'en ai assez" ou "ça suffit" ?**		
	Total ➔		
	SCORE = total / 10 ➔		

Interprétations des Scores

inférieur à 2,4	:	très faible degré de Burnout
entre 2,5 et 3,4	:	faible de degré de Burnout
entre 3,5 et 4,4	:	présence de Burnout
entre 4,5 et 5,4	:	degré élevé d'exposition au Burnout
supérieur à 5,5	:	degré très élevé d'exposition au Burnout

***

Une étude pilote, pluricentrique, « en ouvert », dirigée par le Dr Alain Jacquet, a été réalisée en 2017, au cabinet des réflexologues du Centre de formation Elisabeth Breton.

Les échelles de BMS-10 et MBI ont été utilisées.

« L'étude a permis de déterminer « le risque d'exposition au burnout » des personnes dites stressées et de montrer que ce risque d'exposition est moindre après l'intervention qu'avant. Ainsi, on ne parle pas de burnout au sens littéral du terme, mais seulement du degré d'exposition, c'est-à-dire la possibilité de développer un jour un burnout, car plus le taux d'exposition est élevé plus le risque d'être impacté est fort » Dr Jacquet.

Le burnout, dans sa version "fatigue professionnelle", se caractérise par un état de "mal être" profond avec des incidences psychologiques le plus souvent importantes mais aussi des incidences physiques multiples et variées, expliquant la symptomatologie très polymorphe et très diversifiée que présentent les sujets impactés par le burnout.
Le stress en est toujours à l'origine. Les techniques réflexes ont des effets calmants sur le système nerveux. Celui-ci est parmi les premiers systèmes organiques à être exposé aux conséquences néfastes du stress.

La réflexologie repose sur l'hypothèse empirique que chaque organe, chaque partie du corps ou fonction physiologique correspondrait à un point ou à une zone précise (appelée *zone réflexe*), et projeté sur les pieds, les mains et la tête.
Les zones réflexes sont des représentations de l'innervation des organes et des glandes dans le cerveau. Lorsqu'elles sont stimulées, elles

déclenchent une animation de flux neuro-réflexes dans toutes les branches du système nerveux sous forme de messages chimique et électrique.
Le stress peut se manifester tant sur le plan physique que psychologique, et génère systématiquement **une HYPERFONCTION** du système nerveux. Celui-ci étant étroitement lié au système hormonal, une cascade de réactions chimiques se déclenche, entraînant des troubles manifestes.
Il y a un lien étroit entre stimulation réflexe, système nerveux et terminaisons nerveuses.
Les impulsions (stimuli) provoquées par pression sur ces zones réflexes agissent sur le système nerveux central (circuits neuro-hormonaux) ainsi que sur le système autonome (par les arcs réflexes viscéraux) lequel contrôle le fonctionnement neurovégétatif des organes, des muscles et des glandes.
Les informations sensitives et sensorielles font relais au thalamus. Ce centre nerveux les analyse et les renvoie vers le cortex du cerveau.

Lorsque le stress perdure, nous nous trouvons dans un état de réponse permanente, ce qui use notre système cardio-vasculaire, diminue nos défenses immunitaires et perturbe un ensemble de régulations hormonales indispensables au bon fonctionnement de notre corps. Ce sont les déséquilibres du système nerveux, de ses **fonctions sympathique** (la mobilisation) et **parasympathique** (la récupération) qui affectent le métabolisme.
La réflexologie a une action régulatrice des équilibres nerveux, sanguin et métabolique.
La réflexologie est susceptible d'apporter une aide non négligeable dans le domaine de la gestion du stress, et donc dans le degré d'exposition au burnout. Le sujet stressé est fragile et lorsqu'il est en situation professionnelle ce stress, éventuellement associé à d'autres facteurs

spécifiques ou non de son activité professionnelle, peut fortement contribuer à un état de burnout qui va aggraver son mal être.

La réflexologie ne se substitue pas à un traitement médical classique, elle s'inscrit parmi l'éventail des possibilités non pharmacologiques dans la gestion du stress.

La réflexologie a un effet calmant, apaisant, déstressant, revitalisant et rééquilibrant.

Les objectifs de l'étude :

1. Évaluation de la réflexologie sur le degré d'exposition au burnout (échelle BMS-10, Inclusion : mini = 4/10)
2. Évaluation de l'apport de la réflexologie sur l'amélioration de la symptomatologie du burnout étudiée sous trois axes : épuisement professionnel, dépersonnalisation, accomplissement des taches (échelle MBI-HSS).

- 1 contrôle par semaine pendant 6 semaines (J0, J7, J14, J21, J28, J35, J42)
- 23 sujets (20 femmes et 3 hommes), dont 3 sujets exclus en cours d'essai (cause arrêt de travail ou traitement médical)

RESULTATS (sur 24 observations terminées) :

- Diminution du score de l'échelle BMS-10 (= amélioration)
- Diminution du score de l'épuisement professionnel (= amélioration)
- Diminution du score de la dépersonnalisation (= amélioration)
- Augmentation du score d'accomplissement personnel (= amélioration)

Les analyses statistiques n'ont pas été réalisées. On peut néanmoins remarquer une forte diminution du score d'échelle BMS 10 (~50%) et une amélioration des items de l'échelle MBI-HSS.

Nous pouvons raisonnablement penser que la statistique mettra en évidence la significativité de ces variations.

Scores et graphiques des sujets observés

24 sujets (21 femmes et 3 hommes) sont analysés, sur 26 inclus. Sortie de 2 sujets (non respect des dates de contrôle pour l'un, arrêt maladie pur l'autre).

Moyenne des Scores obtenus échelle BMS-10 : 24 sujets

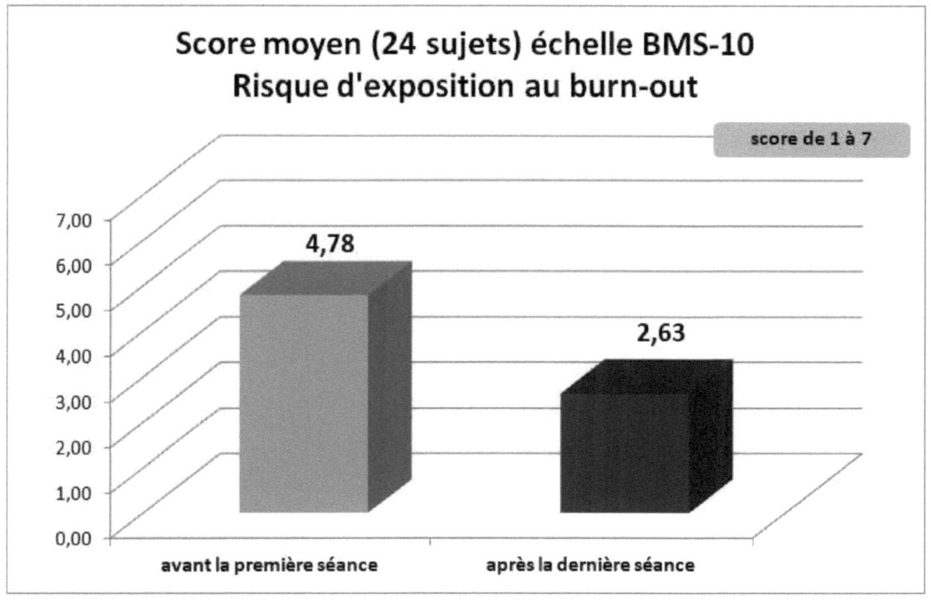

Rappel d'interprétation :

- Entre 4,5 et 5,4 : degré élevé de burnout
- Entre 2,5 et 3,4 : faible degré de burnout

Cette petite étude n'avait qu'un seul objectif : nous familiariser avec le respect d'un protocole rigoureux de type « médicament », le consentement éclairé que doit signer tout sujet inclus, et avec le remplissage d'un cahier d'observation relativement complexe. C'est pourquoi peu de sujets ont été inclus et l'essai n'a pas été déclaré aux autorités (ce qui n'aurait pas été possible si la méthodologie proposée, la réflexologie, avait fait courir le moindre risque aux sujets inclus).

Cette étude a été présentée dans le livre intitulé « *Apports de la réflexologie dans le degré d'exposition au burnout* », E.Breton, Dr A.Jacquet , édition Vie 2024.

Le burnout a suscité un vif intérêt des neurologues et des psychiatres.

Et là…l'étude sur le cerveau attire un vif intérêt des scientifiques.

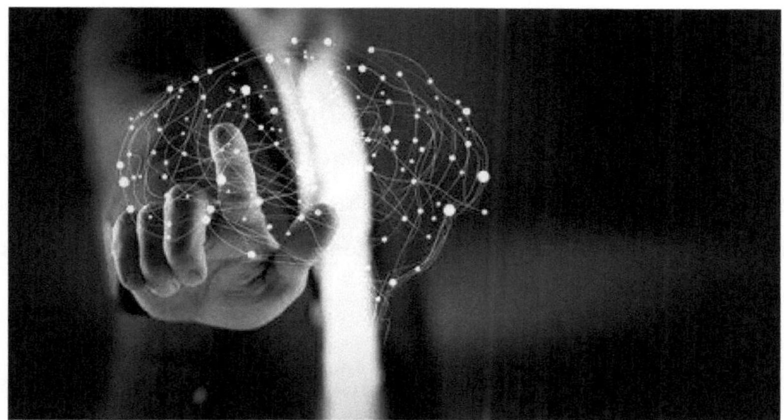

Les **neurosciences** sont les études scientifiques du système nerveux, tant du point de vue de sa structure que de son fonctionnement, depuis l'échelle moléculaire jusqu'au niveau des organes, comme le cerveau, voire de l'organisme tout entier.

Modèle C.I.N.E. de Sonia Lupien

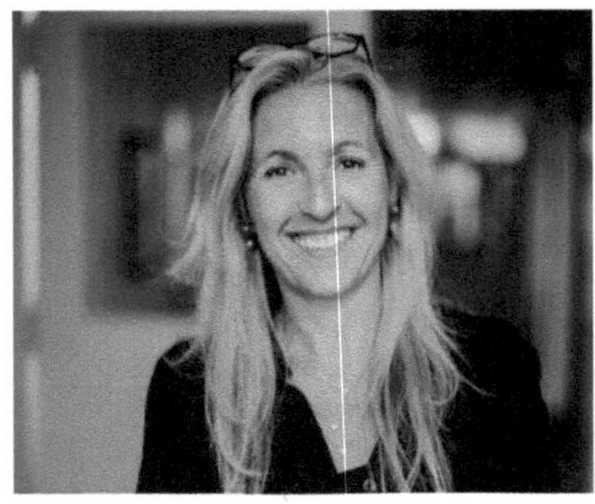

Sonia Lupien, (née en 1965) Professeur à la Faculté de médecine de l'Université de Montréal et Directrice scientifique du centre de recherche Fernand-Seguin, Centre d'étude sur le stress humain, mentionne que le stress est en réalité composé de **quatre dimensions** composant le **CINÉ** :

- **C** comme une perte de **Contrôle** (la personne doit avoir l'impression qu'elle n'a pas le contrôle sur la situation à laquelle elle fait face)
- **I** comme l'**imprévisibilité** (la situation en question doit être imprévue ou imprévisible pour la personne)
- **N** comme la **nouveauté** (la situation doit être nouvelle pour la personne)
- **É** comme une menace à votre **ego** (estime de soi) (la situation doit être menaçante pour l'ego de la personne)

Etre l'acteur de son CINE.

Donner l'impression du contrôle à la personne, lui réduit le stress. C'est une impression subjective. Le bon stress, est celui qui est contrôlé, choisi, limité dans le temps et qui apporte des feed-backs positifs.
Le mauvais stress, est celui non contrôlé, non choisi, chronique et sans reconnaissance.

Travaux de recherches de Dr Esther STRENBERG

Esther Strenberg (Née en 1951) est Directrice de recherche du Centre de recherche de médecine intégrative à l'Université de l'Arizona, Etats-Unis.
Elle est l'une des premiers chercheurs à s'intéresser **aux effets de la réponse au stress sur l'axe neuro-immuno-endocrinien**. Sa passion pour la recherche, le lien entre le cerveau et le système immunitaire l'amène à mettre en évidence que le stress peut favoriser le terrain propice à l'apparition de maladies auto-immunes, dans les années 80. En parallèle, une surcharge de stress chronique fragilise le système immunitaire qui n'assure plus la défense de l'organisme, face aux infections et aux cellules cancéreuses. C'est une révolution à l'époque.

Comment aider les gens à s'adapter au stress de la vie quotidienne ?
C'est la base de la **médecine intégrative** : fournir à la personne les outils pour qu'elle puisse reconnaitre son stress et développer son adaptabilité face au stress.

Le nouveau challenge de la recherche : trouver des nouveaux outils permettant de mesurer des interventions complexes. Explorer comment nous nous nourrissons de nos 5 sens et quels impacts ont nos sens sur nos émotions, nos capacités de guérison, notre état de santé physique et psychique.

Le Neurofeedback

Le Neurofeedback est une technique non-invasive développée à partir des années 1950 par Joe Kamiya, Nils Birbaumer, Barry Sterman, parmi d'autres, et qui a pour but l'autorégulation de sa propre activité neuronale.
Comme le nom l'indique, elle consiste en un retour au sujet en temps réel (« feedback ») de l'activité de son propre cerveau (« neuro »).

L'activité du cerveau est enregistrée soit par les électrodes posées sur le scalp (Electroencéphalogramme, EEG) soit par l'Imagerie par Résonnance Magnétique (IRM), est récupérée par ordinateur avec un délai minimale. Cette activité traduite sous la forme d'une représentation facile à interpréter par le sujet est affiché sur l'écran.

Le principe est simple : le fait de pouvoir percevoir l'activité de son cerveau nous permet de contrôler ses changements au fil du temps.

L'entraînement par cette technique permet une prise de conscience de notre activité neuronale, laquelle peut être modifiée ou ajustée indirectement en évoquant volontairement des pensées spécifiques.
Grâce au retour d'information que procure le Neurofeedback, au-delà de la simple observation passive de l'activité de son cerveau, le participant va mettre en place intentionnellement des changements à long terme dans son fonctionnement cérébral.

Neuro-coaching

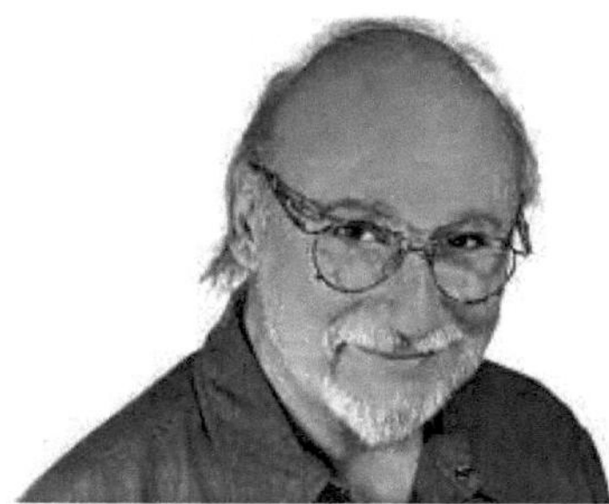

Conceptualisé par **Guy Hauray**, (1943-2020), le Neuro-coaching est un **processus conscient qui provoque des changements fonctionnels dans le cerveau,** à savoir :

- les cortex frontal, pariétal et cingulaire impliqués dans les facultés de concentration et le contrôle attentionnel, sont activés au bénéfice d'une attention plus globale et moins facilement distraite
- l'activité de l'amygdale limbique, qui joue un rôle dans les débordements émotionnels, diminue, celle de l'hémisphère avant-gauche du cerveau, impliquée dans les émotions positives, augmente
- le stress est considérablement réduit
- l'impulsivité est calmée
- l'activité neuronale est boostée
- les défenses immunitaires sont renforcées
- le vieillissement cellulaire est ralenti

Lorsque l'on veut s'affirmer, prendre confiance et améliorer ses relations avec son entourage, les 3 problèmes majeurs que l'on rencontre sont la résistance au changement, les peurs et le manque de constance dans l'engagement.

En cognisciences, la peur du changement est attribuée au **gyrus cingulaire - zone limbique**. Ce limbique, peureux parce que cherchant à préserver la sécurité à tout prix, a besoin d'une attention particulière car il comprend notamment l'amygdale limbique, l'hippocampe, l'hypothalamus, le thalamus... donc la gestion des mémoires, des émotions, de la satiété, etc.

La principale raison des conflits, à savoir que le **cerveau reptilien (tronc cérébral**) court-circuite la presque totalité des fonctions du gyrus cingulaire et est branché sans filtre sur le cortex préfrontal.
Le cortex préfrontal, avec ses cadres mentaux, insiste pour expliquer et justifier un conflit, et le reptilien, fonction de survie, est en mode ATTAQUE (un dialogue de sourd inter-cérébral qui génère un énorme stress).

Il suffit de rétablir certaines **passerelles neuronales** afin que le cerveau utilise toutes ses fonctionnalités, particulièrement le discernement, la cohérence, l'intuition et l'inspiration.

DEUXIEME PARTIE

Modèle du cerveau triunique

Le modèle sans doute le plus célèbre qui permet de considérer la structure du cerveau en relation avec son histoire nous vient de **Paul MacLean** et de son fameux « **cerveau triunique** ».

Mac Lean affirmait que trois cerveaux distincts, apparus successivement au cours de l'évolution, cohabitaient en nous.

Le 1er cerveau, s'appelle le cerveau reptilien. Le plus ancien, assure les fonctions vitales de l'organisme en contrôlant la fréquence cardiaque, la respiration, la température corporelle, l'équilibre, etc. Il comprend le tronc cérébral et le cervelet. Il est fiable mais a tendance à être plutôt rigide et compulsif. A l'intérieur 2 zones :

- l'hypothalamus : siège des besoins vitaux et passerelle entre le reptilien et le limbique
- la formation réticulaire ou réticulée : siège qui recouvre 2 fonctions essentielles : le sommeil et la vigilance.

Apparition du paléo-cortex ou système limbique, 2ème cerveau ; cerveau limbique : siège de tous les phénomènes de mémorisation et de l'affectivité. Apparu avec les premiers mammifères, capable de mémoriser les comportements agréables ou désagréables, et par conséquent responsable chez l'humain de ce que nous appelons les émotions. Il comprend principalement l'hippocampe, l'amygdale et l'hypothalamus.
C'est le siège de nos jugements de valeur, souvent inconscients, qui exercent une grande influence sur notre comportement.

Troisième apparition du néocortex, 3ème cerveau ; cerveau néocortex, qui prend de l'importance chez les primates et culmine chez l'humain avec nos deux hémisphères cérébraux qui prennent une importance démesurée. C'est grâce à eux que se développera le langage, la pensée abstraite, l'imagination, la conscience. Le néocortex est souple et a des capacités d'apprentissage quasi infinies.

On sait maintenant que **ces structures cérébrales ne fonctionnent pas de manière indépendante et ont tissé de nombreuses connexions par lesquelles ils peuvent s'influencer mutuellement**.

Dans le langage médical le stress correspond à un ensemble de réactions neuro-psycho-biologiques destinées à maintenir l'équilibre face à un agent extérieur.

Différents systèmes sont impliqués dans le stress :

- le cerveau (ses mécanismes réflexes de survie)
- le système Hypothalamo-Hypophyso-Corticosurrénalien (l'axe du stress HHS)
- le système nerveux autonome (SNA) (sympathique et parasympathique)
- le système immunitaire

Le système nerveux

Le système nerveux ressemble à un **vaste réseau de communication** à travers tout l'organisme. Les nerfs transmettent des messages de toutes les parties du corps au cerveau sous forme de signaux électriques. Le cerveau, véritable centre de commandement, analyse ensuite ces informations et décide de réagir s'il l'estime nécessaire. Le cerveau est le centre de contrôle qui gère le fonctionnement de tous les systèmes de l'organisme.

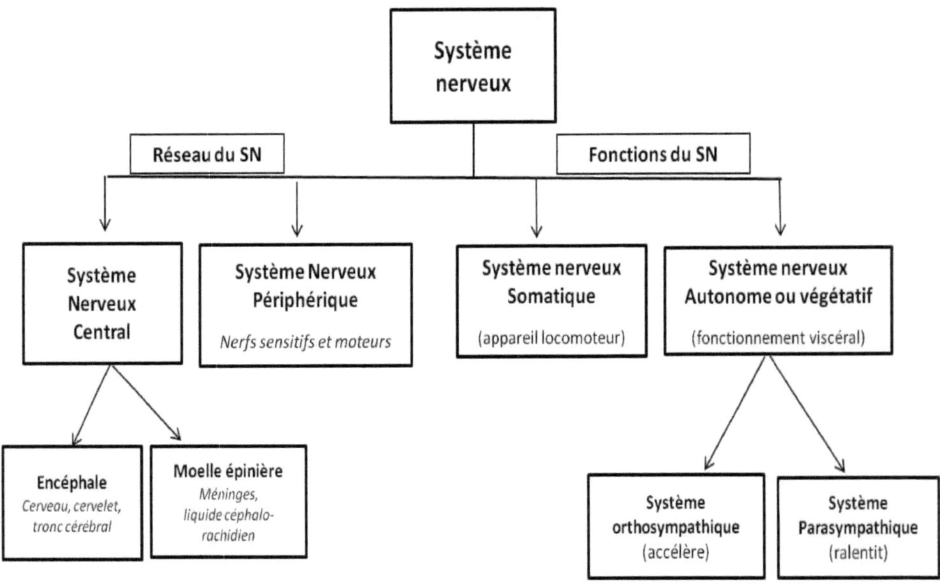

Le système nerveux est responsable de l'envoi, de la réception et du traitement des influx nerveux. Tous les muscles et les organes du corps dépendent de ces influx nerveux pour fonctionner. Le système nerveux est l'ensemble des organes et des tissus qui permettent à l'organisme de fonctionner et de réagir aux sollicitations du milieu. Pour cela, il perçoit différentes sensations, les analyse puis donne des ordres aux différents organes.

Le système nerveux se compose de fibres et de milliards de cellules nerveuses ou neurones, qui détectent et traitent toutes les informations en provenance de l'extérieur ou de l'intérieur du corps.

Le fonctionnement du système nerveux est possible grâce à une circulation de signaux dans **un réseau de neurones**.

Un neurone est une cellule du système nerveux spécialisée dans la communication et le traitement d'informations.

Les neurones ont pour rôle de faire circuler les informations entre l'environnement et l'organisme, ou au sein de l'organisme. Ce réseau d'une grande complexité est chargé de capter les signaux électriques et de les transmettre à d'autres neurones, à des muscles ou à des glandes. Les neurones sont des cellules avec de nombreux prolongements. Sous la peau, il existe plusieurs réseaux de neurones qui s'activent en fonction de la stimulation ressentie. Le nombre total de neurones du cerveau humain est estimé de **86 à 100 milliards** et sont donc capables de créer un réseau complexe, avec parfois plus de 100.000 synapses par neurone.

Les neurones ont deux propriétés physiologiques :

- l'**excitabilité**, c'est-à-dire la capacité de répondre aux stimulations et de convertir celles-ci en impulsions nerveuses, et
- la **conductivité**, c'est-à-dire la capacité de transmettre les impulsions.

Un neurone est composé d'un **corps cellulaire** se trouvant dans la substance grise des centres nerveux, et de prolongements cytoplasmiques recouverts de gaine de myéline de deux types :

- L'axone, appelé aussi fibre nerveuse.
- Les dendrites, filaments courts et ramifiés. Ces prolongements permettent la communication entre les neurones car ils conduisent l'influx nerveux.

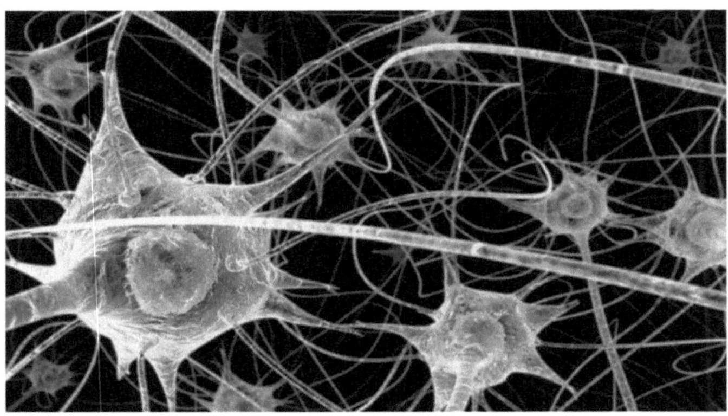

La synapse désigne une zone de contact fonctionnelle qui s'établit entre deux neurones ou entre un neurone et une cellule (cellules musculaires, récepteurs sensoriels…).

La synapse assure la conversion d'un **potentiel d'action.**

Le message nerveux est l'information transmise le long des fibres nerveuses d'un neurone à l'autre. Ce message, de nature électrique ou chimique est codé en **potentiel électrique transmembranaire**, appelé **potentiel d'action.**

On distingue habituellement deux types de synapses :

- **La synapse chimique,** très majoritaire, qui utilise des neurotransmetteurs pour transmettre l'information.
- **La synapse électrique** où le signal est transmis électriquement par l'intermédiaire d'une jonction communicante (sont des jonctions intercellulaires mettant en relation le cytoplasme de deux cellules voisines. Chez l'être humain, les jonctions communicantes se situent principalement dans le système nerveux central (SNC), le cœur, le foie, la rétine, les vaisseaux sanguins et les muscles lisses.

On croyait que les neurones faisaient partie des rares cellules humaines à ne pas se renouveler. Contrairement à cette idée reçue, nous en fabriquons tout au long de notre vie. Notre cerveau peut produire de nouveaux neurones, bien que ce potentiel de régénérescence varie d'une personne à l'autre.

Au moins trois des cinq facteurs suivants sont néanmoins nécessaires :

- Continuer à apprendre
- Ne pas être soumis au stress ou à un état dépressif
- Ne pas consommer de psychotropes de manière régulière
- Pratiquer une activité physique
- Avoir une vie sociale active

On distingue deux types de système nerveux :

1. **Système nerveux central moteur ou névraxe (SNC)** : encéphale (cerveau, cervelet et le tronc cérébral) et la moelle épinière ou spinale (méninges et liquide céphalo-rachidien).

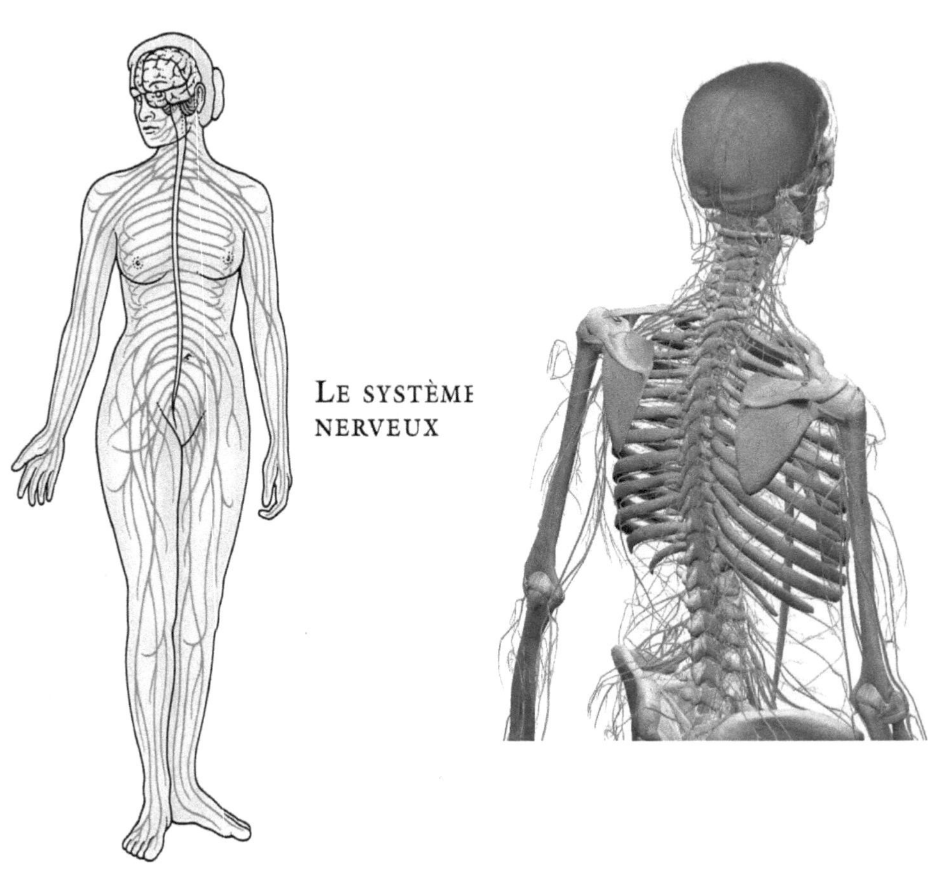

2. **Système nerveux périphérique (SNP)** : est constitué de nerfs sensitifs et moteurs issus de la moelle et du tronc cérébral et de ganglions. Le système nerveux périphérique transmet les informations entre le système nerveux central et le reste du corps. Il regroupe les nerfs spinaux (qui naissent de la moelle épinière, au nombre de 31 paires) et les nerfs crâniens (qui naissent des noyaux du tronc cérébral, au nombre de 12 paires). Les nerfs spinaux se déploient pour innerver les extrémités et le reste du corps.

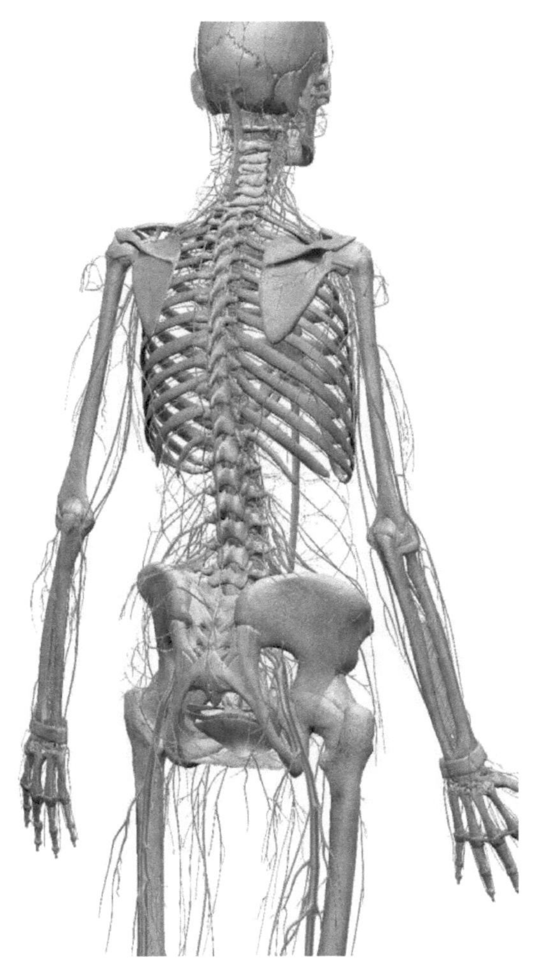

Dans le système nerveux, on peut classifier deux branches principales selon leur fonction :

- **Système nerveux cérébro-spinal ou somatique (moteur) :**

Le système nerveux somatique achemine les signaux sensoriels (via les nerfs sensitifs, ou les organes sensoriels par les voies afférentes) provenant de l'environnement et les ordres moteurs volontaires en direction des muscles squelettiques (via les nerfs moteurs par les fibres nerveuses efférentes). Ce système coordonne également la sensibilité.

- **Système nerveux autonome ou végétatif :**

Le système nerveux autonome quant à lui, détecte les conditions internes et régule l'activité involontaire des organes viscéraux. Il n'est donc pas soumis à la volonté. Il est constitué par des centres nerveux végétatifs disposés le long de la moelle, au niveau des viscères, du cerveau (tronc cérébral et hypothalamus) et des nerfs. Parmi les fibres motrices, certaines conduisent les impulsions vers des organes comme l'estomac et l'intestin, le cœur ou diverses glandes. L'ensemble de ces fibres constitue le système nerveux autonome ou végétatif.

Ce système contribue à la régulation des fonctions respiratoires, circulatoires, digestives, urogénitales.

Le système neuro-végétatif est le garant du fonctionnement des viscères et des fonctions vitales de base : respiration, digestion, circulation, excrétion. Il assure l'homéostasie, c'est-à-dire les constantes physiologiques telles que la respiration, les battements cardiaques, la pression sanguine. Il régule la température interne et les taux d'acidité ou d'alcalinité.

Dans le vocabulaire médical, les fonctions nerveuses qui aident le corps à se détendre, à ralentir, sont appelées « système nerveux parasympathique », par opposition au « système nerveux sympathique », qui prépare au contraire à l'activité, physique ou intellectuelle.

Le système neuro-végétatif est là pour en informer le corps, en attente des réponses, en vue d'une adaptation rapide. Il est divisé en système nerveux parasympathique et système nerveux sympathique, dont les activités s'équilibrent de façon à coordonner le fonctionnement de tous les viscères.

1. **Système nerveux sympathique :** situé dans la partie latérale de la moelle épinière, produit de l'énergie et joue un rôle de protection et d'alerte. Il régule la pression sanguine des artères par des mécanismes de vasoconstriction et de vasodilatation. Il agit par l'intermédiaire de deux médiateurs chimiques, l'**adrénaline** (dans la peur et l'anxiété, lors de la 1ere phase du stress) et la **noradrénaline** (dans la colère et l'agressivité) et de **cortisol** (l'hormone de l'énergie ou l'hormone de l'endurance, lors de la 2ème phase du stress, synthétisée par la glande surrénale à partir du cholestérol).

2. **Système nerveux parasympathique** : constitué par un ensemble de nerfs issus de la région cérébro-spinale. Le système parasympathique s'active lorsque l'organisme est au repos. Son rôle est d'alimenter, de régénérer le métabolisme et de restaurer l'énergie. Le système nerveux parasympathique agit par l'intermédiaire du médiateur chimique, **l'acétylcholine.**
   Le système nerveux parasympathique est aussi appelé **« système nerveux vagal »,** car son nerf principal est le nerf vague.

Le nerf vague permet au corps de se relaxer, ralentit le rythme cardiaque, régule la digestion et le sommeil. Au-delà de la simple détente, le nerf vague permet donc de se détendre après l'action, de se remettre à digérer, et même à dormir.

Ces systèmes ont des effets opposés sur les organes qu'ils innervent à l'instar de l'accélérateur et du frein sur une voiture. Ce sont des systèmes antagonistes.

Le système nerveux a pour rôle d'adapter l'organisme à des chocs, de se conduire en régulateur comme un balancier, tant que l'agression ne dépasse pas un certain seuil par rapport aux possibilités d'adaptation de l'organisme en cause.

La diminution voire la disparition de l'adaptation mène aux troubles fonctionnels puis à la maladie aboutissant elle-même à la pathologie irréversible.

D'où l'importance de prendre conscience que nos émotions perturbatrices (peur, colère,...) ainsi que nos pensées dites automatiques (souvent non réfléchies basées sur nos tendances de réflexion trop subjectives), influencent nos comportements (souvent exagérés et non adaptés à la situation du moment).
Et nous voilà, dans les répétitions de nos schémas, du « déjà-vu » et du vécu qui se reproduit. Le cerveau ne sait pas inventé de « nouveaux programmes comportementaux », alors face à une situation similaire qui suscite une émotion forte en nous, il va chercher dans sa mémoire (hyppocampe) et dans ses ressources limbiques (cerveau limbique), des solutions afin de répondre à la situation conflictuelle du moment.

Les réponses seront donc erronées du fait qu'elles seront stimulées par les mécanismes du passé et non réalistes et adaptées au présent (ici et maintenant) !

Prendre du recul grâce à la cognition (processus réfléchi, raisonné, juste et conforme à la situation que nous vivons instantanée), permet de tempérer ces élans ou pulsions de nos tendances émotionnelles et comportementales.

Le système endocrinien

Le système endocrinien est constitué de l'hypothalamus, de l'hypophyse, de l'épiphyse, de la glande thyroïde, des glandes parathyroïdes, des glandes surrénales, des îlots pancréatiques, des ovaires et des testicules.
Ce système contrôle le fonctionnement de nombreux organes par un échange neurone - hormone.

Le principal circuit neuro hormonal impliqué dans le stress est l'axe corticotrope CRF – ACTH – Cortisone.

- CRF ou CRH ou corticoliberine : Corticotropine Realising Hormon ou Factor : hypothalamus.
- ACTH : Adreno Cortico Thophic Hormon ou hormone corticotrope libérée par l'hypophyse antérieure.

Cortisone ou cortisol (hormone de la cortico surrénale).
Il a pour rôle de poursuivre l'action immédiate du SNV et de le renforcer. Il permet aussi l'apprentissage du danger grâce a son feedback hippocampique sur la mémoire et donc « d'apprendre de nos erreurs » et influence les gènes pour la transmission aux générations futures.
D'un point de vue anatomique, les surrénales sont au dessus des reins. Elles sont divisées en deux structures anatomiquement, physiologiquement, histologiquement et fonctionnellement distinctes.
Elles sont principalement responsables de la gestion des situations de stress (via la synthèse de corticoïdes et de catécholamines) et de l'homéostasie hydro-sodée (via la synthèse de l'aldostérone).

L'axe corticotrope a été identifié dans son impact sur la réaction au stress dans la durée.

Rôle du thalamus/ hypothalamus

C'est le centre de traitement de toutes les informations en lien avec le stress. C'est en fait un grand carrefour qui repartit les informations et les module en les transmettant à d'autres zones du cerveau pour arriver a une réponse globale physiologique, psychologique et émotionnelle.

Les influx nerveux font relais au **thalamus** (passage obligé de tous les messages captés par les sens) avant d'aller dans une aire de projection du cerveau et apporter une information consciente. Situé en position intermédiaire entre cortex et tronc cérébral, le thalamus a principalement **une fonction de relais et d'intégration** des afférences sensitives et sensorielles ainsi que des efférences motrices. Il possède également une fonction de régulation de la conscience, de la vigilance et du sommeil.

De nombreuses autres aires cérébrales interviennent dans les circuits complexes du stress.

Le thalamus relaie les entrées sensitives en provenance du corps et les envoie au cortex somato-sensoriel où naissent les sensations.
Le rythme alpha se manifeste lorsque la personne éveillée ferme les yeux et se détend.

Note :
Les activités électriques cérébrales rythmiques sont classées selon leur fréquence :
Delta *: fréquences jusqu'à 4 Hz, se retrouvent dans le sommeil dit « profond » normales chez le très jeune enfant, elles peuvent aussi caractériser certaines lésions cérébrales*

***Thêta** : fréquences entre 4 et 8 Hz. Phase de sommeil. Relaxation profonde. On les observe principalement chez l'enfant, l'adolescent et le jeune adulte. Elles caractérisent également certains états de somnolence ou d'hypnose.*
***Alpha** : fréquences comprises entre 8 et 12 Hz. Elles caractérisent un état de conscience apaisé, et sont principalement émises lorsque le sujet a les yeux fermés mais éveillé. Les états de calme, de bonheur, de relaxation.*
***Beta** : correspond aux fréquences supérieures à 12 Hz (et généralement inférieures à 30 Hz). Elles apparaissent en période d'activité intense, de concentration ou d'anxiété. Ces ondes sont présentes durant l'activité mentale et la concentration à l'état de vielle.*
*Les fréquences supérieures à 30 Hz, sont parfois dénommées **Gamma**. Les ondes gamma (30 à 100 Hz) sont présentes durant l'activité mentale intense. Elles ont été récemment impliquées dans les processus de liage perceptif*

Il s'est avéré qu'à l'arrivée d'un signal annonçant un plaisir ou une sensation de bien-être (donc après un traitement sensoriel par le cortex), l'activité d'une région particulière du mésencéphale, **l'aire tegmentale ventrale (ATV),** se trouve augmentée.

Ce sont les neurones de cette région qui synthétisent la **dopamine** (favorisant l'envie et le désir) que leurs axones dirigent ensuite dans **le noyau accumbens**. Ce dernier constitue avec l'aire tegmentale ventrale le maillon central **du circuit de la récompense**.

Nos émotions et nos sensations physiques puisent leur source dans notre cerveau. Lorsque l'information est analysée et interprétée dans les sphères cérébrales, elle continue à être véhiculée au travers des réseaux du système nerveux.

Le cerveau est un lieu où se produisent de nombreuses réactions chimiques. Celles-ci sont influencées par nos actes mais aussi par notre environnement (nourriture, activités physiques, etc.), qui modifient à leur tour nos émotions, comportements, capacités cognitives et même ce que nous pensons !

Neurotransmetteurs, neuromodulateurs et hormones influencent donc considérablement notre vie.

<u>Les neurotransmetteurs</u>, appelés également neuromédiateurs, sont des produits chimiques synthétisés (créés) par le cerveau. Ils transmettent l'influx nerveux (le potentiel d'action) entre neurones. Il existe des neurotransmetteurs inhibiteurs ou excitateurs.

<u>Les neuromodulateurs</u> sont aussi des substances chimiques synthétisées par le cerveau, mais leur rôle se limite à moduler (modifier) la libération des neurotransmetteurs ou la sensibilité des récepteurs. Ils augmentent ou diminuent certaines sensations, comme le plaisir ou la douleur.

Rôle de Thalamus

Gérer les circuits neuro-hormonaux

<u>CIRCUIT DE VIGILANCE (l'axe du stress)</u>

Perception d'une menace

↓

Stress perçu

(Système d'alerte)

Amygdale

↓

Circuit de survie

Axe du stress (H.H.S)

↓

Adrénaline

(Hormone du stress)

Dans la phase d'alarme ainsi que dans la phase de résistance au stress, nous allons sécréter l'adrénaline (hormone d'urgence) et le Cortisol (hormone d'endurance) afin de mobiliser toutes les ressources du métabolisme pour faire face à une « menace » en adaptant des réponses réflexes de survie (lutte ou fuite).

Ceci à long terme, épuise nos réserves, et fragilise nos défenses immunitaires, d'où l'importance d'induire des circuits de récompense afin de maintenir un équilibre entre la mise en tension (dans l'axe du stress) et la relaxation (avec les axones du plaisir

<u>CIRCUIT DU PLAISIR (ou de la récompense)</u>

↓

Centres de plaisir

↓

Aire Tegmentale Ventral / Noyau accumbens

↓

Circuit de récompense

Faisceau de medial forebrain bundle

↓

Dopamine

(Hormone du plaisir)

En terme neuro-anatomique, ce faisceau fait partie du « ***medial forebrain bundle (MFB)*** » dont l'activation mène à la **répétition de l'action gratifiante pour en consolider les traces nerveuses.**

Établissant une communication entre le système limbique (partie gérant la mémoire et les émotions) et le cortex préfrontal (gérant les apprentissages et la cognition, c'est-à-dire tout ce dont nous sommes conscients), ce <u>circuit de récompense repose sur la stimulation ou</u> <u>l'inhibition de neurotransmetteurs</u> (dopamine, opioïdes, GABAergiques), à l'origine de sensations de bien-être, voir également l'endorphine (hormone de plaisir et de l'extase), les hormones de l'amour – ocytocine, vasopressine et sérotonine.
Il faut distinguer le circuit d'addiction (en lien avec le stress) de celui du circuit du plaisir cognitif (en absence du stress).

Les signes du stress

Tout événement qui provoque une forte réaction émotionnelle et psychologique chez l'individu peut être perçu comme un stress.

Un état de stress apparaît dès lors que notre organisme se sent agressé par une situation difficile à gérer, qu'elle soit interne ou externe. Le stress est au départ **le moyen mis en œuvre par notre organisme pour nous adapter**.

Il a été prouvé que **la réceptivité au stress** varie selon les individus, leur milieu familial, leur passé, mais aussi leurs gènes et leur terrain biologique. Face à un événement similaire, une personne peut ressentir de l'excitation ou de l'euphorie et l'autre un grand malaise. Toutefois, sur le plan physiologique, les modifications chimiques sont les mêmes : augmentation de la pression sanguine, accélération des battements du cœur et de la respiration, afflux d'hormones vers certains organes.

La réaction au stress se traduit par une réponse biologique, psychologique, comportementale et d'une émotion dont le but est l'adaptation.

Le stress est *une transaction* entre un individu et son environnement. Cette transaction conduit à une réponse biologique, psychologique et comportementale et s'accompagne d'une émotion (frayeur, colère, plaisir...).
Un stress aigu et court mobilise des fonctions salutaires et induit une adaptation. Le système nerveux sympathique se met en route. Le cerveau, via l'hypothalamus, envoie des signaux d'alerte qui stimulent les surrénales pour se préparer à l'action. Du cortisol est sécrété. Dès que le stress est passé, un relâchement apparait.

Mais en cas du stress chronique, ce relâchement est impossible, ce qui a pour conséquence le maintien de cortisol. Un taux élevé de cortisol favorise les affections cardiaques, l'obésité, le diabète, affecte l'immunité, dégrade nos neurones...Les taux de cortisol et d'adrénaline augmentent de façon importante et permanente au cours d'un stress. Ces hormones agissent à distance sur les organes périphériques.

Le cortisol est un anti-inflammatoire naturel du corps. Si nous sollicitons trop sa sécrétion pour nous maintenir dans un état de tension, il risque de diminuer son potentiel fonctionnel d'un anti-inflammatoire, et devenir moins efficace pour nous protéger et nous défendre face aux agressions quelconques.
Plus la tension nerveuse est importante, plus il y a un risque que le cortisol diminue son rôle d'un anti-inflammatoire, d'où la nécessité de trouver rapidement des solutions d'adaptation face à une situation stressante.

Signes physiques, psychologiques et comportementaux dus au stress

Signes physiques :

- Fatigue
- troubles du sommeil, insomnie, mauvaise qualité du sommeil
- Palpitations
- Douleurs
- Impression de souffle coupé
- Tension musculaire
- Maux de tête
- Maux d'estomac
- Envie d'aller aux toilettes
- Dilatation pupillaire
- Pâleur
- Chair de poule
- Tremblements

Signes psychologiques :

- Pensées automatiques
- Rumination sur des préoccupations de la vie de tous les jours
- Difficulté de concentration
- Difficulté de mémorisation
- Impression de tête vide

Signes comportementaux :

- Agitation / impression de ne pas tenir en place
- Inhibition / sensation de blocage
- Comportements addictologiques (tabac, alcool, café, drogues, jeux, sex..)

Expressions somatiques/ lien psychique :

- Fatigue physique et mentale
- Troubles neuro-végétatifs (palpitations, tremblements, vertiges…)
- Insomnie
- Douleur (céphalées, lombalgies…)
- Troubles fonctionnels (transit, contracture musculaire…)
- Tension intérieure (mal-être)

Expressions psychologiques ;

- Impression d'être débordé, de ne pas pouvoir s'en sortir
- Anxiété réactionnelle (trouble de l'adaptation), pathologique à partir d'un certain seuil
- Troubles de comportement (irritabilité, agressivité, colère, grignotage, abus et dépendance d'alcool, tabac et médicaments psychotropes)
- Baisse de performance et de la motivation, mauvaise gestion du temps
- Insatisfaction, mauvaise estime de soi

Les causes du stress sont multiples (les événements de la vie, les contrariétés, les exigences au travail, associées au manque de considération…sont autant de facteurs de stress).

Les indicateurs du stress (marqueurs chimiques) sont peu précis :

- Créatinine dans les urines (g/l)
- Les peroxydes lipidiques dans le sérum
- Taux de cortisol
- Taux de cholestérol
- Troubles de glycémie
- Taux de la TSH
- …

Le stress aigu et le stress chronique

Le stress aigu ***s'accompagne généralement d'une émotion particulièrement forte et brutale.***

Il s'agit le plus souvent d'événements tout à fait banals, mais que nous pouvons vivre de manière très intense : une dispute familiale, une remarque brutale au travail…Le stress aigu peut provoquer un accident cardiaque, surtout s'il survient sur un organisme déjà fragilisé, chez une personne à haut risque ou ayant déjà eu un problème cardiaque.

La survenue brutale d'accès de colère est le facteur déclenchant le plus nocif du stress aigu. Chez certaines personnes, ce genre d'épisode va multiplier par 15 le risque d'infarctus.

Les symptômes *: crampes, tremblements, essoufflement, sueurs, palpitations, angoisse, sensations de panique…*

Un stress aigu produit un effet immédiat sur le fonctionnement du cœur.

Un stress aigu peut déclencher une émotion intense, avec plusieurs conséquences physiques :

- la fréquence cardiaque s'accélère,

- la pression artérielle augmente,

- les artères coronaires se rétrécissent,

- le volume sanguin diminue,

- le sang a tendance à coaguler plus facilement.

Cela peut déclencher : un infarctus du myocarde, une angine de poitrine, un trouble du rythme cardiaque, une embolie pulmonaire, formation de caillots de sang dans les artères des poumons. Il existe alors un risque d'arrêt cardiaque (mort subite).

Le stress chronique

Le stress chronique a une influence négative sur les facteurs de risque cardio-vasculaire.

***Les symptômes** : troubles de la vigilance, fatigue, endormissement diurne, insomnies nocturnes…Irritabilité, manque d'énergie et de moral…Douleurs à la poitrine, à l'estomac, au ventre….Troubles de l'appétit et de la digestion…Eruptions cutanées…*

***Les femmes** qui déclarent éprouver un stress élevé **au travail** ont 40% de risque supplémentaire face aux maladies cardio-vasculaires, comparativement à celles dont le stress est faible.*
L'insécurité de l'emploi ou le stress lié à l'exigence de résultats pourrait accroître jusqu'à 88% le risque de crise cardiaque chez les femmes.

***L'hypertension artérielle :** si le stress n'est pas la cause principale de l'hypertension artérielle, il peut néanmoins la favoriser, voir l'aggraver. De manière générale, on remarque une augmentation de la pression artérielle chez une personne exposée à un stress.*

***L'obésité :** si le stress aigu fait maigrir, le stress chronique peut faire grossir.*
*Le **stress favorise le syndrome métabolique**, qui associe une obésité abdominale, des troubles de la glycémie, une résistance à l'insuline, une hypertension artérielle, un excès de mauvais cholestérol, une coagulation trop importante dans le sang.*
Le syndrome métabolique augmente sensiblement le risque d'infarctus.

Sources sur le site de la Fédération Française de Cardiologie

TROISIEME PARTIE

Les Techniques de gestion du stress

Il est primordial pour se prendre en charge, de se comprendre et donc de savoir ce que l'on peut « modifier » en soi et ce qui est extérieur et hors de nos influences.

Il faut savoir tout d'abord repérer ses signaux de stress. C'est une étape fondamentale pour la personne désireuse de prendre en charge son stress. Le plus souvent, dans le feu de l'action, nous sommes incapables de définir l'ensemble des petites choses qui nous mettent sous tension et, en s'accumulant, nous font dépasser la limite « d'équilibre de notre corps ».

Lors d'un stress, la réponse adaptative de l'organisme est extrêmement rapide, organisée pas le Système nerveux sympathique (SNV) et la glande médullo surrénale sous le contrôle du système nerveux central. Il s'agit d'une activation générale avec une réaction émotionnelle.

Les effets des stresseurs (événements extérieurs) dépendent de deux mécanismes fondamentaux : d'une part une évaluation du stresseur ou de la situation, d'autre part la mise en place d'ajustements.

Une analyse de son environnement stressant et une maîtrise d'un ensemble de techniques autant éducatives que psychothérapeutiques et corporelles, entreprise à titre préventif ou curatif.
Pour arriver à quoi ? un projet, un objectif, mais pas trop ambitieux. Le projet juste, atteignable. Pour ne pas oublier que le chemin est plus salutaire que la cible.

Le souci est que nous jonglons entre quelques piliers essentiels et quelques techniques encore à valider de la gestion du stress. Il faudra donc essayer de s'aider avec un peu de bon sens et sans « formule magique »:

- La méditation
- Une activité physique (l'étude américaine *Nurses' Health Study* a montré que les femmes qui pratiquent la gymnastique suédoise et l'aérobic pendant 1 à 2 heures ½ par semaine ont des télomères significativement plus longs que les femmes qui ne font pas d'exercice).
- Une alimentation équilibrée
- Un sommeil de qualité
- Un protocole à base de plantes antistress (ginseng, éleuthérocoque, mélisse, matricaire, agripaume, etc.)
- Ainsi que les pratiques manuelles de détente et de relaxation.
- Les techniques issues de la 3e vague de psychothérapies cognitivo-comportementales (ou thérapies cognitivo-comportementales, TCC) regroupant un ensemble de traitements des troubles psychiatriques (notamment addictions, psychoses, dépressions et troubles anxieux) qui partagent une approche selon laquelle la thérapeutique doit être basée sur les connaissances issues de la psychologie scientifique.

Techniques de relaxation

Le but de toute relaxation est une détente musculaire et mentale afin de faire émettre par le cerveau des ondes alpha, ondes de l'endormissement et donc de la détente physique et psychique.

Sa pratique devient une nécessité pour un nombre croissant de personnes, plus particulièrement pour ceux et celles qui souffrent du stress quotidien. Plus on est actif et plus il faut récupérer. La relaxation recharge le système nerveux et le système endocrinien pour faire face aux rigueurs de la vie.

Les états de stress peuvent parfois correspondre à la présence d'ondes bêta et à l'absence d'ondes alpha.

Il existe beaucoup de méthodes de relaxation. En voici quelques-unes parmi les plus connues, à choisir selon son tempérament et selon les résultats obtenus (la relaxation psychothérapeutique comme le Schultz, le Jacobson, la Sophrologie, la méthode Vittoz, etc, mais aussi des pratiques très anciennes comme le Yoga et la Méditation)....

Elles demandent un engagement souvent long et régulier tant leurs pratiques sont vastes et leurs indications larges.

Sur le plan scientifique, ces grandes méthodes sont basées sur des techniques distinguables en 5 niveaux :

- les techniques respiratoires,
- la mobilisation musculaire et corporelle,
- la visualisation mentale,
- la pratique attentionnelle et
- l'induction de modifications du niveau de conscience.

Relaxation neuromusculaire progressive du Dr Jacobson (1888-1983)

Selon lui, les émotions se traduisent par des contractions localisées dans diverses parties du système musculaire et viscéral.

- Relâchement musculaire aboutissant à la détente mentale
- Prise de conscience des tensions musculaires provenant des émotions
- Porter l'attention sur les sensations que provoquent les contractions musculaires

Training autogène de Schultz (1884-1970)

- Autosuggestion, auto concentration, auto hypnose
- Induire des sensations de calme, repos, de lourdeur, de chaleur
- L'état hypnotique, afin d'amener des sujets à une décontraction physique

Méthode Feldenkraïs (Méthode de prise de conscience du corps et de contrôle harmonieux et global de toute l'activité corporelle).

- Après un temps de repos au sol avec prise de conscience des appuis
- S'imaginer mentalement un mouvement
- Réaliser ensuite très lentement le mouvement ex : lever doucement les bras, rotations de la tête
- Étirement passif des segments musculaires et donc une détente profonde

Méthodes de relaxation dynamiques Gerda Alexander ou l'Eutonie 1950 (1908-1994)

« *Une juste tension plutôt qu'une extrême détente* ».

Les méthodes de relaxation dynamiques

- Prise de conscience des positions
- Reconnaître et élargir la palette des sensations

- Ces sensations deviendront une aide et guideront la vie quotidienne (transfert dans la vie quotidienne)

Méditation Introspection sensorielle – gymnastique sensorielle

- Se poser- les appuis
- Mobilisation attentionnelle
- Enrichissement perceptif

Techniques manuelles de relaxation

- Massage bien-être
- Modelages et Soins esthétiques
- Shiatsu
- Réflexologie
- Fascia-Bien-Etre
- Autres soins corporels

Techniques de respiration :

De nombreuses découvertes neurophysiologiques récentes permettent de comprendre comment la respiration influe sur nos états mentaux. Une respiration lente et profonde stimule le nerf vague (le nerf le plus long dans le corps).La stimulation du nerf vague a un fort potentiel thérapeutique. Ce nerf joue un rôle très important, puisqu'il assure la communication entre le cerveau et de nombreux organes.

Les exercices respiratoires pourraient modifier durablement l'organisation et le fonctionnement de certains circuits cérébraux.

Techniques d'optimisation du potentiel (TOP) de Dr Edith Perreaut-Pierre

Les TOP sont définies comme un ensemble de stratégies mentales permettant à chacun de mobiliser au mieux les ressources psycho-cognitives, physiologiques et comportementales en fonction des exigences de la situation. L'objectif est de gérer sa charge de travail (mentale voire physique) pour atteindre ses objectifs et pour assurer une performance durable respectueuses de la santé et du bien-être.

A l'origine, cette méthode fut développée (dès 1991) dans les armées pour répondre à deux demandes : gestion du stress opérationnel et préparation mentale des personnels navigants.

Parallèlement, elle s'est diffusée en milieu « civil » en particulier les domaines de la performance (sportifs, étudiants, commerciaux, négociateurs...) ainsi que dans les champs des risques psycho-sociaux, du management.

Les TOP sont constituées d'un certain nombre de techniques élaborées à partir des procédés de bases que sont la respiration, la relaxation, l'imagerie mentale et le dialogue interne.

Il s'agit de combiner divers procédés de base – la respiration ou la relaxation par exemple – en fonction des besoins, des objectifs visés et de la personnalité, l'idée étant que chacun se constitue une boîte à outils personnalisée. Toutes ces techniques impliquent un recentrage de l'attention sur le corps et ses sensations.

<u>Exercice pratique</u> : la Préparation Mentale de la Réussite se déroule en état de détente en 6 étapes :

- Induction (relaxation musculaire et/ou mentale)
- Définir l'objectif à préparer (choisir un projet réaliste, le formuler clairement)
- Projection (s'imaginer une fois l'objectif atteint. Vivre les émotions, les sensations, les pensées. On peut s'appuyer sur le vécu de réussites antérieures (renforcement positif)
- Programmation (imaginer les différentes étapes pour atteindre son objectif dans un état positif)

- Ancrage dans le présent (il s'agit de ramener « ici et maintenant » toutes les idées positives qui aideront à agir pour atteindre son objecif.
- Reprise (réactivation musculaire et mentale pour retrouver le niveau de vigilance et/ou une tonicité musculaire).

Cohérence cardiaque

Le concept de cohérence cardiaque est issu des recherches médicales en neurosciences et en neuro-cardiologie. Il est apparu aux Etats-Unis il y a une quinzaine d'années, et son impact bénéfique sur la gestion du stress a été mis en lumière par l'Institut HeartMath. Il a notamment été montré que cette méthode a de nombreux bénéfices sur la santé, un rôle important dans la prévention de maladies cardio-vasculaires et permettait souvent de s'affranchir d'anxiolytiques et/ou d'antidépresseurs.

C'est dans cette optique thérapeutique que le Docteur David Servan Schreiber publia en 2003 le livre "Guérir" dont le sous-titre était justement "*Guérir le stress, l'anxiété, la dépression sans médicaments ni psychanalyse".*

La méthode thérapeutique issue des recherches scientifiques et médicales fut largement diffusée par la mise à la disposition du public de logiciels d'aide à la cohérence cardiaque. Le principe est simple : un capteur de pouls est placé sur le doigt ou au lobe de l'oreille, il collecte la fréquence cardiaque en temps réel et transmet les données à un logiciel qui traduit les données en un graphique facilement interprétable.

Véritable outil thérapeutique dans de nombreux domaines, la cohérence cardiaque est actuellement intégrée en consultation par des praticiens de toutes disciplines.

Mindfulness – Jon Kabat Zinn

Jon Kabat-Zinn, né le 5 juin 1944, est un professeur émérite de médecine. Il a fondé et il dirige la Clinique de Réduction du Stress et le centre pour la pleine conscience en médecine de l'université médicale du Massachusetts. Il a été le premier à proposer, dès 1979, la méditation comme remède.

« Etat de conscience qui résulte du fait de porter son attention, intentionnellement, au moment présent, sans juger, sur l'expérience qui se déploie moment après moment». JK-Zinn, 2003.

La pleine conscience - mindfulness - signifie diriger son attention d'une certaine manière, c'est-à-dire: délibérément, au moment voulu, sans jugement de valeur. **Mindfulness peut être traduit par « pleine conscience ».** Il s'agit de techniques issues de pratiques méditatives bouddhistes, expurgées de toute connotation spirituelle ou religieuse. Ces techniques ont été développées en milieu universitaire aux USA, notamment à l'Université de Massachusetts dans la clinique de réduction du stress, sur la base des travaux de Jon Kabatt Zinn.

La méditation induit non seulement des modifications des fonctions du cerveau mais aussi des modifications de sa structure.

Grâce à l'imagerie par résonnance magnétique (IRM), des chercheurs ont observé que le tissu cérébral du cortex préfrontal gauche – impliqué dans le traitement de l'attention, de la perception et des sensations corporelles internes – s'épaississait chez les pratiquants assidus, au point de compenser chez certaines la fonte de matière grise dus au vieillissement. *(« Comment la méditation agit sur le cerveau », CortexMag, 7 septembre 2017.)*

Numen Process

Méthode **« C3I » (Cohérence Cérébro-Cardio-Intestinale)** du Dr. Stéphane Leroy.

La « C3I » permet d'aligner et mettre en résonance **les 3 centres d'intelligence : le cerveau (logique), le cœur (émotions), les intestins (instinct)** et ainsi de pouvoir faire le bon choix à l'instant présent.

Il est primordial de bien déterminer le mode de relation à ce qui nous entoure (les mots, le corps, les émotions...) afin de bien choisir la pratique qui conviendra le mieux. En fonction de nos canaux sensoriels (visuel, auditif, olfactif, gustatif, ou kinesthésique-cénesthésique (toucher, mouvement et sensation proprioceptives) certaines pratiques seront plus simples à réaliser et mettre en oeuvre.

Les Instruments de mesure en psychologie positive

Depuis la fin des années 1990, on assiste à un intérêt renouvelé et croissant pour la mesure du bien-être subjectif de la part des économistes. Naissance d'une nouvelle branche en économie, qui étudie le bien-être subjectif sous le nom d'« *économie du bonheur* ».

Le recours aux appréciations subjectives répond au besoin d'avoir des mesures probantes du bien-être ressenti par les individus. La mesure subjective du bien-être traduit ainsi le constat selon lequel la personne la mieux placée pour juger de la qualité d'une vie est l'intéressé lui-même. Il s'agit donc d'une mesure directe appliquée à la personne concernée, qui est appelée à choisir et pondérer les différentes dimensions de sa vie selon une appréciation individuelle.

➢ ***Echelle de satisfaction de vie en général***

L'*Échelle de satisfaction de vie*, a été réalisée par le psychologue américain Ed Diener, qui a développé un modèle postulant que le bien-être subjectif (bonheur) est déterminé par trois composantes : les émotions positives, les émotions négatives et l'évaluation cognitive de sa vie.

➢ ***Echelle de mesure du sentiment d'efficacité personnelle***

Le *sentiment d'efficacité personnelle* (« *self-efficacy*«) est un concept développé par le psychologue Albert Bandura. Il désigne les croyances d'une

personne sur sa capacité d'atteindre des buts ou de faire face à différentes situations. Ce sentiment constitue un déterminant important de la motivation à agir et de la persévérance vers des buts car le niveau d'effort investi est en fonction des résultats attendus.
Le sentiment d'efficacité personnelle influence les accomplissements et le bien-être de plusieurs façons.

***

La prévention et la gestion du stress contribue à améliorer la qualité de vie des individus.

Selon la définition de l'OMS : *« la qualité de vie st la perception qu'a un individu de sa place dans l'existence, dans le contexte de la culture et du système de valeurs dans lesquels il vit en relation avec ses objectifs, ses attentes, ses normes et ses inquiétudes »*.

Sources :
Les techniques de relaxation visent globalement à une réduction du stress et ont pour objectif de générer une « *diminution du niveau d'alerte, de la fréquence cardiaque et respiratoire, et de la tension artérielle*». Elles sont multiples et d'inspiration diverse. Elles peuvent s'apparenter aux psychothérapies, à la médecine psychosomatique ou au développement personnel.
On y retrouve les grands courants de la psychothérapie, de la psychanalyse, du behaviorisme, etc. mais aussi des techniques dérivées du Yoga comme les *asanas* ou des méthodes de méditation. La détente entre deux *asanas* permet au corps d'absorber les bienfaits de la posture effectuée et d'être régénéré.

Les techniques de relaxation sont devenues populaires chez les personnes qui recherchent un mieux-être, un relâchement des tensions et des blocages tant au niveau physique que psychologique. Dans les années 1960, des corrélations ont été trouvées entre les niveaux de stress et la santé physique et émotionnelle. Des effets mesurables sur la réduction de l'anxiété ont été constatés chez des personnes qui pratiquent certaines formes de méditation (comme la *pleine conscience*).

À partir des années 1970, certains livres traitant de « relaxation » sont devenus des succès de vente aux États-Unis. En 1975, a été publié "The Relaxation Response" par Herbert Benson (professeur à Harvard), MD et Miriam Z. Klipper. Cet ouvrage a popularisé la méditation aux États-Unis.

Des travaux de recherche publiés dans les années 1980 ont indiqué des liens de causalité entre le stress et la santé et ont démontré que les techniques de relaxation pouvaient avoir des effets positifs sur l'état général (article du "New-York Times" paru en 1986).

The Relaxation Response, Herbert Benson et Miriam Z. Klipper, HarperCollins Publishers, 1975, Rééd. 2000.

http://www.nytimes.com/1986/05/13/science/relaxation-surprising-benefits-detected.html#

La Théorie de la Double évaluation de Lazarus et Folkman

Dans cette compréhension du stress d'abord développée par Richard Lazarus dans les années 1960, ce n'est pas la situation en elle-même, qui est facteur de stress, mais son interprétation. On parle de **stress cognitif**.

L'accent est mis sur ce que nous comprenons d'une interaction avec l'environnement. On parle aussi de « stress perçu », lorsque les facteurs de stress sont de nature psychosociale pour indiquer qu'il s'agit toujours d'une réaction individuelle.

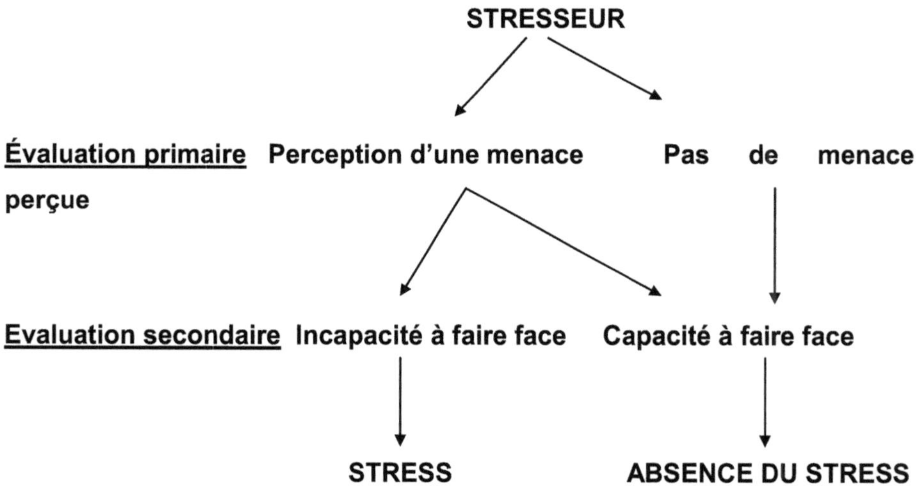

Face à une situation qui pose problème à l'individu, celui-ci va procéder d'abord à une évaluation de l'enjeu de la situation : représente-elle une perte, une menace, un défi ?

Ce schéma permet d'activer le « processus cognitif », potentiel du cerveau, permettant le développement des mécanismes d'adaptation et de régulation réflexes cognitifs – un vrai système de défense face au stress.

Évaluation primaire = **stress perçu** (perception par le sujet des exigences d'une situation – urgence, gravité, nature de la menace)
La personne évalue ensuite les ressources dont elle dispose pour agir, répondre ou éventuellement intervenir sur la situation qui lui pose problème.

Evaluation secondaire = **contrôle perçu** (estimation par le sujet de ses ressources, ses capacités à contrôler ou non la situation).

C'est l'appréciation personnelle de ces deux dimensions qui va générer ou non du stress perçu chez la personne, qui ensuite va mettre en place un comportement.
On parle ici de stratégie d'adaptation ou d'ajustement au stress : **le coping** (de l'anglais « to cope » = faire face).

L'effet stressant est essentiellement le résultat de l'écart entre les exigences de la situation et les possibilités subjectives de contrôle. Si la menace perçue est supérieure aux ressources perçues, il y a stress.

L'importance de l'interprétation individuelle des causes de stress fait dire à certains chercheurs que près de 90 % des situations de stress rencontrées aujourd'hui ne sont pas provoquées par des « causes externes réelles ». C'est aussi une façon d'expliquer combien le stress peut varier d'une personne à l'autre. Non seulement nos réponses ne sont pas identiques, certains étant plus sensibles au stress que d'autres, mais nous ne faisons pas tous d'une même situation un facteur de stress.

La Gestion cognitive du stress (le potentiel cognitif)

Savoir identifier les principales situations stressantes qui génèrent une appréhension, une tension, un désagrément et qui perturbent la tranquillité.

Repérer les différents problèmes :

- Ceux sur lesquels je peux agir
- Ceux sur lesquels je ne peux agir immédiatement ou définitivement
- Ceux qui sont mineurs
- Ceux qui sont transitoires
- Ceux qui durent
- Ceux dont j'ai une responsabilité
- Ceux qui viennent de l'extérieur

Hiérarchiser les problèmes :

- Lister sur une feuille tous les problèmes qui se posent
- Faire évaluer selon l'intensité (note de 0 à 10)
- Faire repérer les ressources que je peux mobiliser (personnelles, l'aide de l'entourage, déjà vécu…)
- Identifier le problème à aborder en premier (souvent le plus accessible)

Formuler des objectifs et des solutions :

- Choisir un problème et formuler clairement les objectifs à atteindre
- Faire repérer des solutions possibles
- Tester leurs avantages et leurs inconvénients
- Evaluer les moyens à mettre en œuvre

Passage à l'action :

- Prise de décision

- Suivi et évaluation des résultats
- Analyse et ajustement
- Passer ensuite à un autre problème

Agir quand c'est possible :

- Prendre un problème à la fois
- Choisir un problème (le plus facile ou le plus important)
- Lister les solutions qui se proposent
- Mobiliser toutes les ressources extérieures
- Agir, réévaluer, persévérer et positiver son action

Conclusion :

- Identifier les problèmes sources de stress
- Hiérarchiser les problèmes
- Choisir un seul problème à la fois
- Trouver toutes les idées possibles pour faire face au problème choisi
- Evaluer les avantages et inconvénients de chaque idée
- Tester la solution préférée

Chaque être humain possède le potentiel cognitif, une ressource du « mental intelligent ». Celui-ci s'acquière avec une pratique régulière d'introspection et d'auto-observation de ses propres agissements, émotions et réactions.

Cet entrainement « cérébral » permet d'**induire, de tracer, de renforcer et de consolider** les mécanismes réflexes cognitifs nécessaires pour tempérer nos émotions de peur et/ou de colère, deux émotions fortes qui nous entrainent dans les circuits du stress.

« Ce qui est important, ce n'est pas ce qui arrive,
mais la manière dont on le prend. »

Hans Selye

CONCLUSION

La gestion du stress nécessite donc une très bonne connaissance de soi en toute honnêteté, une analyse de son environnement stressant et une maîtrise d'un ensemble de techniques autant éducatives que psychothérapeutiques et corporelles, entreprise à titre préventif ou curatif.

La gestion du stress nécessite donc du temps. Du temps pour apprendre à se connaître et à se voir changer.
La gestion du stress est « *un chemin d'éveil* ».
Une analyse fine de soi même ; c'est être capable d'aborder ses peurs sans concession mais sans dureté, de savoir que la vie est belle mais aussi stressante. Que sans la peur les générations passées n'auraient pas survécu, qu'elle est donc un apprentissage.

Une analyse fine des échanges avec les autres, c'est pouvoir accepter les jugements et les échanges mais aussi faire des choix.
Ajoutez à cela de l'altruisme et beaucoup d'humour et vous arriverez à un projet, pas trop ambitieux mais au projet le plus juste avec vous même.

Le stress en soi n'est pas néfaste, il est nécessaire et vital pour notre survie !
Ce qui compte, c'est d'avoir des ressources nous permettant une adaptation rapide et efficace.
Se ressourcer auprès de sa famille, partager ses joies et ses peines avec ses proches, ses amis, ses collègues, ...s'ouvrir aux autres sans crainte, sans jugement, être juste et bon avec soi même, altruiste avec les autres, nous permet d'acquérir une force douce et solide, ainsi notre espace intérieur se remplit de sérénité et notre corps de vitalité !

Testez et vous verrez ☺

Les auteurs

Elisabeth Breton

Elisabeth Breton, criminologue de formation universitaire, s'oriente depuis 2001 vers le domaine du Développement personnel et du Bien-être, la Gestion du stress, la Relaxation et la Réflexologie.

En 2007, elle s'initie à l'ostéopathie, à l'Institut R.O.R.I. (Richard Osteopathic Research Institute), où elle a suivi et reçu l'enseignement des techniques réflexes conjonctives, périostées et dermalgies viscéro-cutanées.

En 2008, Elisabeth Breton a crée son Centre de formation et en 2015, obtient le Titre de réflexologue référencé au Répertoire Nationale des Certifications Professionnelles (RNCP).
Elisabeth Breton est co-fondatrice de la Collégiale des fédérations et des syndicats de réflexologie et initiatrice du projet de la norme AFNOR portant sur la Qualité de service du réflexologue (Prestation de service du réflexologue AFNOR/S99R).

Elle est membre de l'Association « La Douleur et le Patient Douloureux » (LDPD) ; l'Association des Réflexologues RNCP (ARRNCP) ; de Non-Pharmacological Intervention Society (NPIS) ; du Groupe d'évaluation des thérapies complémentaires personnalisées (GETCOP) ; du Réseau Citoyen des Médecines Complémentaires & Adaptées (A-MCA).

Elle se spécialise en Gestion du Stress et de l'Anxiété, à SYMBIOFI (Interactive emotional self-therapy, Innovative Solutions for Stress), partenaire du CHRU de Lille et à la Gestion Médicale du Stress, à AEMI (Académie Européenne Médecine Intégrative).

Elisabeth Breton est également membre de l'Association Française de criminologie et de l'Association internationale des criminologues de langue française.

Elle est auteure de plusieurs livres sur la « Réflexologie pour la forme et le bien-être », « Réflexologie, un vrai remède au stress », « Réflexologie Faciale et Crânienne », « Le stress, ça vous parle ? », « Apport de la réflexologie dans le degré d'exposition au burnout » aux Éditions Vie.
« Techniques Réflexes de relaxation et de stimulation dorsale » aux Éditions Universitaires Européennes.
« Réflexologie et Troubles fonctionnels » chez DUNOD.

Dr Joakim Valéro

Praticien hospitalier en médecine d'urgence et gériatrie aigue.
Médecin rédacteur pour des journaux médicaux: le Quotidien du Médecin, rédactions de piges et animations de conférences (les rendez vous du Quotidien sur les grands thèmes de médecine générale (ostéoporose, cardiovasculaire, allergies maladies du grand âge…) auprès de médecins généralistes
- écriture d'articles ouvrages sur le stress le vieillissement let un livre « le bien être en un week-end. »

Formations
- Capacité de gériatrie, Université Paris 7, 2009 mémoire « nutrition de la personne âgée, les alternatives anti-age »
- Diplôme universitaire de diététique et nutrition clinique et thérapeutique, 2009 Hôpital Bichat Paris 7
Mémoire « obésité : chirurgie et programmes nutritionnels, un complément nécessaire »
- Capacité de médecine d'urgence (CAMU), Université Paris 7, « stress post traumatique et syndrome coronarien aigu ST »
- Membre actif MINIMUS OPUS, association loi 1901, www.minimusopus.com (objectif : promouvoir les comportements favorable à la santé des enfants tout en intégrant un raisonnement écocitoyen)

Quelques sources complémentaires

Les informations de la Fédération Française de Cardiologie

- https://fedecardio.org/publications/categorie-publications/brochures/
- https://fedecardio.org/je-m-informe/categorie-je-m-informe/comment-reduire-les-risques/je-gere-mon-stress/
- https://fedecardio.org/je-m-informe/les-nouvelles-approches-de-gestion-du-stress/
- https://fedecardio.org/je-m-informe/comment-gerer-son-stress-au-travail/
- https://fedecardio.org/je-m-informe/le-stress-et-ses-symptomes/
- https://fedecardio.org/je-m-informe/reconnaitre-les-differentes-formes-de-stress/

Test Meditas cardio http://meditas-cardio.fr/html/quizz/teststress.html

VISIBLE BODY - les informations ludiques sur le système nerveux et hormonal

- https://www.visiblebody.com/fr/learn/nervous/system-overviewhttps://www.visiblebody.com/fr/learn/nervous/five-senseshttps://www.visiblebody.com/fr/learn/nervous/brain
- https://www.visiblebody.com/fr/learn/endocrine/glands

Autres sources

- Stress, quand tu nous tiens www.rts.ch/emissions/36-9/3664286-stress-quand-tu-nous-tiens.html
- Le stress expliqué simplement https://www.youtube.com/watch?v=y4DTxUVz-dA
- Animation pédagogique de l'INRS « Les mécanismes du stress au travail » www.youtube.com/watch?v=B9P9k7o8Nxg

- Article sur le stress par Yvane Wiart publié le 30/10/2013 www.lexpress.fr/actualite/stress-comment-nous-nous-detruisons-de-l-interieur_1295301.html#xtor=AL-447
- La Faculté de Médecine Pierre et Marie Curie Méthodes de relaxation
- Sonia Lupien et l'équipe du Centre d'études sur le stress humain https://www.stresshumain.ca/le-stress/
- Soigner le stress : nouveaux outils, nouvelles approches www.symbiofi.com
- Pure Santé https://www.pure-sante.info/longevite-avez-telomeres-courts/
- « *Santé : des stress et moi* » - la Fondation APRIL http://www.fondation-april.org/commander-publications-livres-fondation-april/sante-des-stress-et-moi
- La relaxation bio-dynamique La relaxation bio-dynamique : 5 méthodes anti-stress – Topsante.com
- Numen Process https://www.numenprocess.fr/

Quelques références liens sites

Centre de formation Elisabeth Breton
www.reflexobreton.fr

Prévention et Gestion du stress
https://www.preventiongestionstress.com/

Association La Douleur et le Patient Douloureux
http://www.la-douleur-et-le-patient-douloureux.fr/Accueil/accueil.php

Association La Fontaine du Bien-être
http://www.fontainedubienetre.fr/

Association des Réflexologues RNCP (ARRNCP)
https://www.reflexologues-rncp.com/

Collégiale des Fédérations et des Syndicats de Réflexologie
Collégiale des Fédérations & Syndicats de la Réflexologie – Ensemble pour aller plus loin

Réseau Citoyen de l'Agence sur les Médecines Complémentaires et Alternatives (A-MCA) https://www.agencemca.fr/

Groupe d'Evaluation des Thérapies Complémentaires et Personnalisées (GETCOP) http://congres-therapiescomplementaires.org/getcop_home.php

NON-PHARMACOLOGICAL INTERVENTION SOCIETY (NPIS)
Société savante sous statut d'Association loi 1901 à but non lucratif
https://www.npisociety.org/

La Chambre des Professions de la Santé Durable
http://www.chambre-professions-sante-durable.fr/

Psycho&Bien-être, Portail de la Psycho, de la Santé et du Bien-être
http://www.psycho-bien-etre.be/bien-etre/reflexologie

HEGEL – Revue scientifique et médicale
http://documents.irevues.inist.fr/handle/2042/38744

CAIRN.INFO – Plateforme de référence pour les publications scientifiques francophones
Elisabeth Breton | Cairn.info

Bibliographie

1. « *Gestion du stress et de l'anxiété* », Dr Dominique Servant (Symbiofi Interactive Emotional Self-therapy) CHRU de Lille
2. « *Relaxation et Méditation* » Dr Dominique Servant, Edition Odile Jacob
3. « *Utilisation des techniques de relaxation dans les états de stress* », Nadine Quéré, Université Paris VI
4. « *La Gestion du stress* » - Eric Marlien, éditions désiris
5. « *Stress et immunologie* » Christian Brun, Edition Trédaniel
6. « *Guide pratique de la Médecine Anti-âge* », de Dr Claude Dalle, Thierry Souccar Editions.
7. « *Stress au travail* », Petit guide, AEDIS éditions – 2005
8. « *Le cerveau* » - Les défis de la science – EDITEC 2018
9. « *Soigner par les Pratiques Psycho-Corporelles* » - Isabelle Célestin-Lhopiteau, Dunod 2015
10. « *Les glandes endocrines et notre santé* », Dr Paul Dupont
11. « *Stress contrôle* », Dr Daniel Gloaguen, éditions Alpen
12. « *Ma remise en forme en 1 week-end* », Dr Joakim Valéro, FirstEditions
13. « *Mon corps au pays des merveilles* », Dr Clara Naudi
14. « *L'art de la méditation* » de Matthieu Ricard, Nil Editions
15. « *Réflexologie pour la forme et le bien-être* », Elisabeth Breton, Editions Vie.

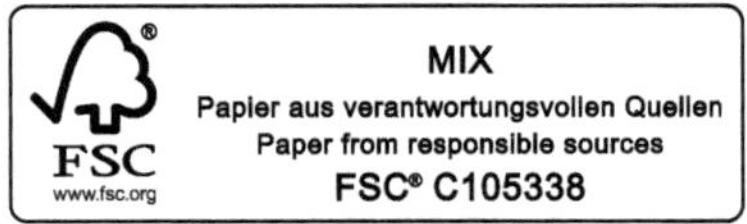

Printed by Books on Demand GmbH, Norderstedt / Germany